JN169513

医師(ドクター)が語る霊障

現役医師が医療現場で見た霊障トラブルとセラピー

医学博士 橋本和哉

イラスト：竹田桃世

まえがき

私は内科、神経内科を専門にしている医師で、漢方や民間療法にも興味を持って取り入れ、効果をあげてきました。

現代医学がこんなに発達したので検査で大抵のことは分かると思われるでしょうが、検査しても何ら原因が分からないケースは意外と多いのです。そんな時の原因は精神的なものとして処方されがちですが、根本的な対処はされません。

それに対して「気」で診断するチェック法を編み出し、原因不明の症状の中には潜在性の感染や血液の鬱滞（うったい）など機能的な変化があると考え、治療し効果をあげてきました。さらに「気」の診断で目に見えないスピリチュアルな世界を感じ取れるようになってからは、どうも「霊」と呼ばれる肉体を持たない「意識体」がありそうに思えてきました。

ここでお断りしておきますが、本書は科学的なデータではなく、現代科学ではまだ認められていない「気」を感覚的に捉えて書いた内容です。ご了承ください。

さて、「霊＝意識体」に関わるようになって、鮮明に記憶に残った出来事が二つあります。

　一つは、私の母に起こった出来事です。数年前、母は原因不明の発熱、自律神経失調、無気力になり、一年間いろんな医療機関にかかっても原因がわからず苦しみました。しかし一年後、私はその症状が霊障だと気づき、たった一度の霊障治療、霊障ヒーリング（浄霊）でこれまでの苦しみがウソのように改善しました。

　もう一つは、霊媒実験で霊媒さんの口を通じて「憑依霊」と話し、意識体の世界が全く架空の話でもないと実感したことです。


　このような経験から、霊の世界を確信し、霊障をどのようにすれば改善できるかを自分なりに検討してきました。

　その結果、精神障害、慢性的な疲労感、度重なる外傷、原因不明のトラブルなどで霊障と考えられるケースがあること、そして、霊障ヒーリングという行為により、そうした症状が短期間のうちに改善するケースを多数経験してきました。


　もちろん、意識体を科学的に捉えることはできず、ヒステリー、多重人格障害や電磁的な異常に侵されたなど、いろんな解釈があると思います。とは言うものの、霊障ヒーリングという行為で嘘のように改善したケースが沢山あることは事実です。本文でも説明しますが、プラシーボ（偽薬）効果とも思えないのです。

一方、霊障は科学で認められていないため、その疑いがあっても、なかなか人には言えません。お伝えしても、頭がおかしいのではないのかと思われかねず、自分の患者さんにすら言えない場合もあります。それ故、霊障の話を公には出来ないと思っていました。

そんな折り、七田チャイルドアカデミーの社長をされていた藤山様から霊障の講演を頼まれたのです。これが、私が公の場で霊障講座をした初めての経験でした。批判を覚悟で講演をしてみると、そんなことは一切なく、むしろ逆に相談を希望される人が少なからずおら

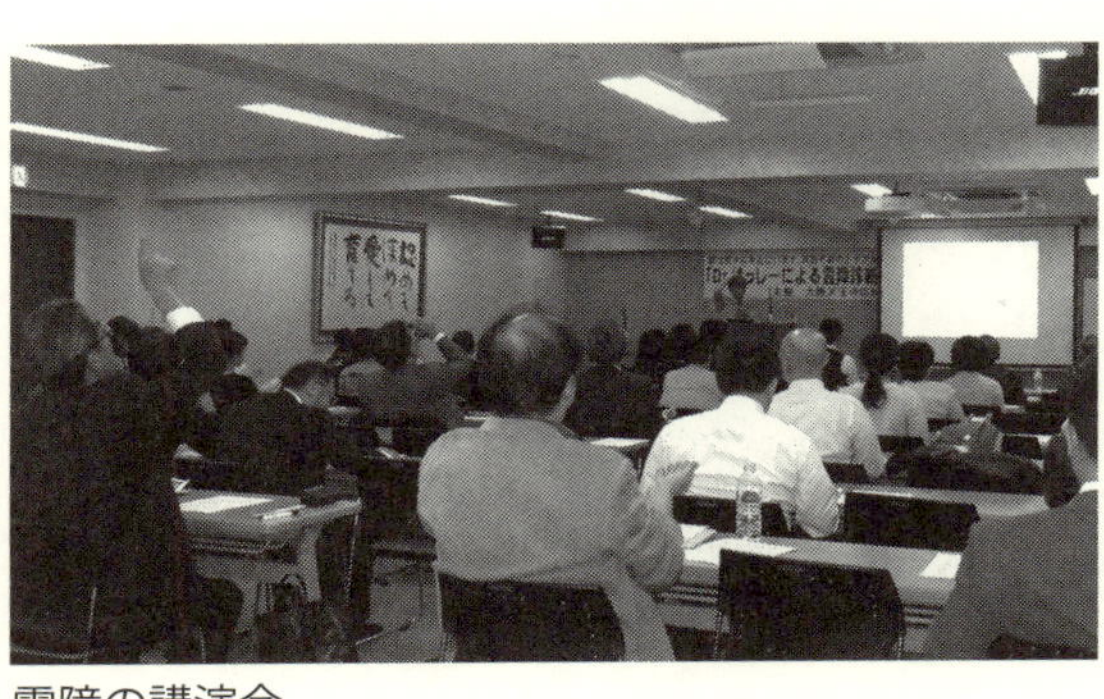

霊障の講演会

れ、霊障に関心ある方、原因不明の症状でどうすれば良いか悩んでおられる方が意外と多いんだなと感じました。
また、世間に目を向けると、大学教授が「サムシンググレート（偉大なる何か）」とか、科学では証明されていない「霊（死者の魂）」や「神」などスピリチュアルな内容を啓蒙しているのを見て、こうした内容が受け入れられる時代になったのかとしみじみ感じています。

しかし、一方、霊感商法と言われるように、見えない事柄を扱うことをいいことに、デタラメなことを言ったり、法外な値段の物を売りつけたり、除霊と称して体を叩くなどして死に至らしめたケースもあります。そうした被害を受けてしまうのは、霊障に関して参考になる情報が乏しいためとも思います。
原因不明の症状で苦しみ、藁をもすがる気持ちで霊障に思いを寄せた人に、本書が少しでも参考になる情報を提供できればと思いました。

また、本書ではこれまでの霊障治療であまり取り上げられてこなかった次のような点にも言及しました。

一つめは、霊障治療がうまくいっても再発するケースがあり、住居あるいはその地域に居る浮遊霊を対処する必要があること。

二つめが、憑依には妖怪など亡くなった人の霊以外の存在があること。

三つめは、憑依体質と言われる霊を引き寄せやすい体質をどのようにすれば良いか。

四つめに、供養と意識体を成仏させることの類似点と供養方法について。

本書ではこうした点にも言及しました。


私は日頃はほとんど通常の診療をし、霊障治療を専門に行っているわけではありません。さらには幅を広げて食事指導や運動療法の一環で医療ヨガ講座を行っています。そうした診療経験から、病気やトラブルが意識体、ゴーストによるものというケースは一割も満たないように思います。ですから、心身の不調があれば、すぐに霊障と考えるのではなく、まずは医学的な診断を仰ぐことが大切です。

第三章　私のスピリチュアルな家族……47

第四章　スピリチュアルな医師への経緯……59

第五章　気当て診断法について……69

第七章　霊障の症例……99

第一章　霊との関わり

○母のケース

まえがきで少し触れましたが、まずは数年前、原因不明の熱と倦怠感で悩まされた後に霊障と分かり、改善した母のケースを紹介します。

母は低血圧で疲れやすい体質でしたが、こうと思ったら少々の困難があってもやり遂げる人です。何かを根詰めてやり、疲れたと言っては休む、その後はまたバリバリとこなす性格でした。

そんな母が平成二十年三月下旬から熱、倦怠感を訴え、無気力になりました。以前の母の勢いは全くありません。まるで廃人のようです。私のクリニックで検査したところ、採血、胸のレントゲン、尿で異常なく、感染症ではないという結果が出て原因は不明のまま。さらに他の病院に入院して精査しましたが異常はなく、症状は続いていたものの退院となりました。

退院後は私のクリニックで、一ヶ月間ほど毎日ビタミン剤の点滴を続けたところ、次第に熱は下がっていきました。熱が下がったので一旦母は自宅に戻りましたが、その後も体調はすぐれず、だるいとか動悸がするなどの訴えが続きました。

自宅に帰ってからも他の医療機関にかかりましたが、自律神経失調症と言われ精神安定

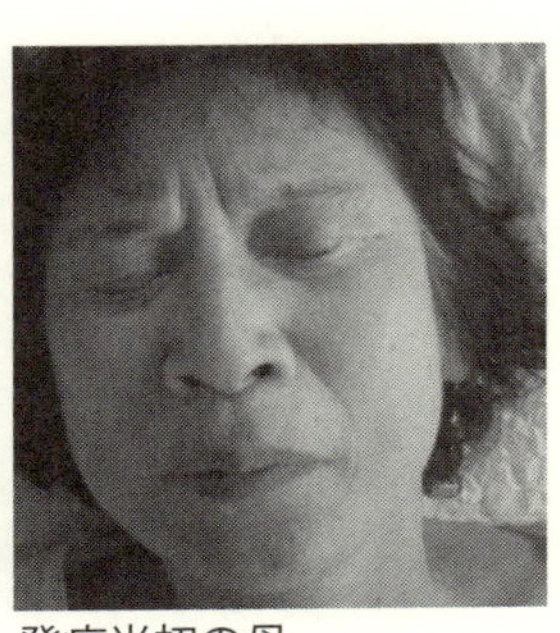

発病当初の母

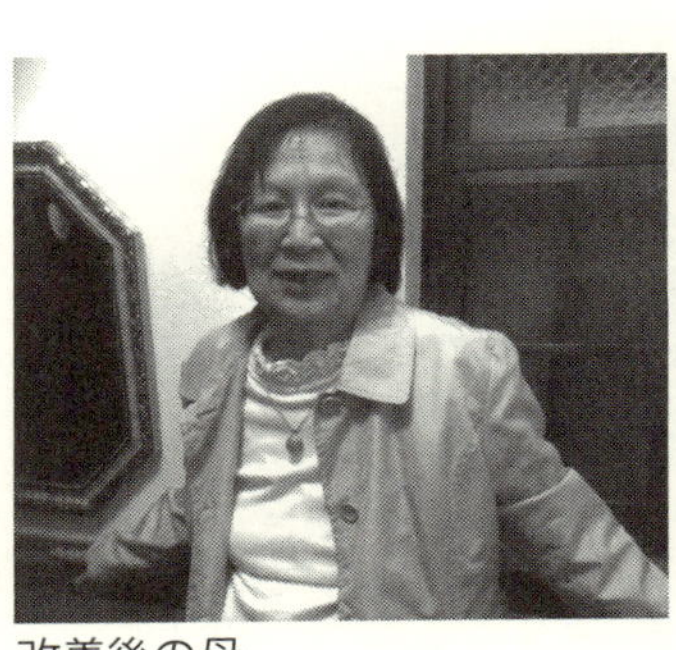

改善後の母

剤、自律神経安定剤を多数処方されました。その後も、熱が上がることはなかったものの倦怠感など精神的不調がずっと続きました。

平成二十一年三月下旬、母は一年前と同じく再び発熱、倦怠感を訴えました。今回もクリニックで行った血液検査など基本的な検査では異常ありませんでした。この時点では、すでに私は意識体をチェックできるようになっており、もしやと思い母をチェックしました。

すると頭部、体幹を中心に、約十数体の意識体が憑依している反応を感じました。その中には、ゆきずりで憑依した意識体や母のご先祖も居ました。

天賜気功（てんしきこう）（八十五ページ参照）と私が命名した、目的に合った気を天からいただく気功（この場合は、意識体を癒す気）を母に指導することにしました。意識体を癒す気を天空からいただいて、憑依している意識体に一つ一つ入れてもらいました。すると、天賜気功での霊障ヒーリングが終わる頃には今まで続いていた倦怠感が急になくなり、スッキリしたと感じたようで、それ以後は嘘のように元気になり、徐々に安定剤の量も減っていきました。

二ケ月後には飲まなくても大丈夫なほど症状が良くなり、これまでずっと苦しんでいたのはいったい何だったのだろうという気持ちになるぐらい回復しました。ちなみに、それ以降症状が再発することはありませんでした。医療の現場では何らかの症状があっても原因不明とされるケースは多いのです。耳鳴り、めまい、発汗などは原因がわからないことが多いくらいです。母のケースも原因不明の、発熱、倦怠感、無気力なので、一般的には精神的ストレスや自律神経失調症と診断されます。あるいは慢性疲労症候群と診断されるかもしれません。

母のケースは、プラシーボ（偽薬）の可能性も否定できないのではという考え方もあるでしょう。ですが、一年間症状が続いて様々な薬や診断法を試しても改善せず、たった一度の天賜気功で症状が改善しました。なので、私は母のケースは霊障による症状で、天賜気功による霊障ヒーリングで症状が改善したと思っています。

○医学で解明できない病

現代医学の発達により大抵の病気は検査すれば分かると思いがちですが、実際には原因不明のことも多いのです。当初、原因が分からないケースは、気当て診断法（第五章参照）で反応のあったウイルスなどに対して効果のある漢方薬を処方していました。ですが、この方法を用いても原因不明の病気があり、後日、そんなケースで霊障が原因のこともあると気付かされました。

この霊障という言葉に馴染みがない方も多いと思いますが、霊障とは文字どおり霊によって引き起こされる障害のことです。後ほど本書で詳しく霊障についてお話していきます。

○霊媒実験を経験して

私のクリニックに女性の霊媒さんを呼んで霊媒実験をしたことがあります。これは、私にとって忘れられない強烈な出来事でした。

霊媒とは、意識体（霊）の媒体という意味で、霊媒の身体に乗り移った意識体が、霊媒の口を借りて思うことを話します。恐山のイタコや沖縄のユタによる交霊が有名です。故人の意識体が霊媒さんに乗り移ると、霊媒の口を通じてしゃべりだし、故人以外に知らない内容を話したりするので、本当に故人の意識体を招聘していると考えられています。

実験では、既に霊媒さんの身体に憑依しているいくつもの意識体と対話する形で行われました。瞑想でも行うような静かで厳かな雰囲気の中、実験が始まりました。私が霊媒さんの中に居る意識体の一つに気を当てていると、意識体が霊媒さんの頭の方に移動し始めたのが感じられました。すると、突然、霊媒さんの表情が別人のように変わって苦しそうにされ始めました。どうやら霊媒さんに憑依していた意識体が現れてきた様子。私にとって初めての経験だったので戸惑いましたが、恐る恐る尋ねてみました。

「あなたは誰ですか？」

返答はなく、もう一度尋ねてみました。

「あなたは誰ですか？」

それでも答えは返ってきません。そして三度め、同じことを尋ねた時、霊媒さんは無言で上半身をゆっくり動かしていましたが、しばらくしてやっと言葉を発されました。

「うっ、うるさいなぁ」

もはや女性の声ではない野太い男性の声でした。普通に会話ができるのだろうと思っていた私は、その邪険な言い方を聞いて凍りつきました。何とか気を取り直して会話を試み、尋ねてみました。

「あなたはどうされたのですか？」

三十秒程の沈黙が続いた後、やっと答えが返ってきました。

「刃物で切られた」

「あなたはどこで死んだのですか？」

「……俺が死んでいる？　……そんなわけないだろう、死んでいるなら切られた所がこんなにも痛いわけないだろう！」

驚いたことに、全く死んだ自覚がなく、その上、未だに痛みがあるとのこと。

「死んでいないと言われるのですね。じゃあ、あなたのお名前は何ですか？」

「……」

「名前を忘れましたか？」

「……」

「どうやら名前を忘れておられるようですね。それはあなたが長年、名前を使っていないからですよ。変だと思いませんか？　あなたは今、亡くなって意識体となり他人の身体の中にいます。その人の口を借りて喋っているのです。お分かりですか？」

「……」

黙ったままでしたが、どうやら死んでいることは理解してくれたようです。

「あなたは今、辛くないですか？」

言葉はなかったものの、霊媒さんの顔が辛いというように歪みました。

「ここにずっと居てはいけません。天に帰らないといけないのですよ。そこに行けば楽になります。私が光を降ろしますからそれに乗って行ってください」

そう言うと顎を少し引き、わずかに頷かれました。それを確認してから死後の世界、光の世界をイメージして意識を天に向け、天空から光のエネルギーの柱が降りてくるのを心で感じ取りました。

「今、天空から光を降ろしました。どうぞその中にお入りください」

私が光の柱に誘導すると、霊媒さんに憑いていた意識体は霊媒さんの体から出て素直に光の柱に入ると、そのますうっと昇天されていきました。険しかった霊媒さんの表情は憑き物がとれたように和らぎ、私は無事に成功したことに胸をなでおろしました。

霊媒さんに憑いていた次の意識体は、火事で亡くなった女性でした。

霊媒さんの体に居る意識体に気を当てていると、腹部辺りにいた意識体が頭の方まで移動していく感覚がしたと思ったら、霊媒さんは苦しそうな表情を浮かべて突然、「子供は？　子供はどこ？」としきりに声をあげられました。事情を尋ねると、火事災害の中にいて子どもが置き去りになったようです。この方も自分の名前を忘れていて、自分が亡くなって人の体の中にいることを知らずに、未だに火事の現場で子供を探しているのだと思っていました。初めの意識体の方と同じように納得してもらい、昇天していただきました。


次に憑依していたのは、自殺した男性の意識体でした。

この方は他の方とは違い、自殺したことを知っており、

「自殺したら良い所へ行けないとわかっていたけれど、どうしようもなくなり自殺した」

と話されました。

自分の名前は忘れていて、他人の体の中にいることは知らないようでした。そのことを教えて昇天するように伝えたところ、今までにない返事が返ってきました。

「わしみたいに自殺したものでも行けるんか？」

「行けます。光を降ろしますから、それに乗ってください」

しかし、霊媒さんの体の中にいる他の意識体のことも気にして、「こいつはどうなる？こいつも一緒に行けるのか？」としきりに聞いてくるのです。

「その方も大丈夫です。あなたの次に昇天して差し上げますから」

そう答えると、ほっとしたような表情を霊媒さんを通して見せてくれました。

そしていよいよ、光の柱に向かう時。余程昇天することに罪悪感を持っておられるのか、柱に入ることを躊躇されている様子でしたが、何とか光に乗られました。上がることはできたのですが、他の人ほどはしっかりと上がらず、何処か途中で止まっているような、引っかかっている感じがしました。おそらく、罪悪感によって天まですんなりと昇ることができなかったのでしょう。それでもなんとか途中まででも昇天してもらうことができました。

最後に憑依していたのは、誰かに追われ、切られて死んだ意識体でした。おそらく武士の時代だったのでしょう。追っ手が来て、切られて死んだと言っていました。霊媒さんの身体の中に居ることは知らなかったのですが、そのことを話すと素直に現状を受け入れてくれ、すぐに昇天されました。

○霊媒実験をどのように考えるか？

霊媒実験についての考え方ですが、一つは『解離性人格障害』だという考え方があります。『解離性人格障害』とは自分の精神的な危機に対処するために、別の人格を作ることで精神的な崩壊を免れる、精神科領域の言葉です。この霊媒実験でも霊媒師の別人格が現れたとする見方もあります。別の人格が現れたら全く違う人のように話すので、一人の人が作り出した別の人格だと捉えるのがこの考え方です。

また、もう一つは『ヒステリー』という考え方。『ヒステリー』とは、感情的に手が付けられなくなることではなく、抑圧された感情がストレートに表現できないで、別の形で出てくるということです。霊媒実験の場合も抑圧された感情が、違う人のように表現されたと捉えることができるというのです。

しかしこうした霊媒現象では、その時その時で常に違う人格が出てきます。数回なら多重人格障害やヒステリーの可能性はありますが、途切れることなく変わるとなると別人格とかヒステリーとするには無理があります。霊媒さんの様子を見ていると、体に憑依している意識体が霊媒さんの頭に移動した時、霊媒さんが喋り出すように感じられました。意識体の憑依は亡くなった人の意識が空間に記憶されたもの（残存思念）との仮説もあります。霊媒実験は磁気テープに記憶されるように残存思念が空間にあり、それに反応したとも言えなくないですが、受け答えはあまりにもピッタリでその場で会話しているとしか考えられません。意識体が実際に存在すると考えたい結果でした。

○肉体や物理的な脳がなくても意識はあるのか？

意識体が霊媒の口を通じて喋るという事は、肉体を持っていなくても意識や思考があるということになります。一般的に意識は脳で発生すると考えられていますが、霊媒実験の話からは意識体の意識は自分の体がなくても、さらに脳がなくても発生することになります。

幽体離脱では、自分が宙に浮いて外から自分を見ている報告がありますが、その報告も含めて考えると自分の意識は肉体や脳がなくてもあるのかもしれません。

○あの世にいる意識体との対話

既に亡くなっている人のことで気になることってありますよね。生きていたら、こうしていたら良かったとか、今はどうしているだろうか？　などと時に思いを馳せます。そんな時、私はあの世にいる霊、つまり、意識体を呼び出して対話をしてもらいます。見えない世界のことですが、本人には現実の世界としての実感があり、そのことで感情が解放され癒されます。側で見ていたら、催眠誘導みたいに見えるのですが、この様子を少しご紹介します。

自分の教え子が亡くなって十年以上経っているのに、その子供のことで心にわだかまりを持っていたある教員の方がいました。

教員の方に亡くなった子供を呼び出してもらうため、まずは訓練として教員の方と親しかった、教員の方の亡くなった祖母を呼び出すことにしました。

「天空に、おばあちゃんと意識を飛ばして探してください」

私が教員の方に言いながら天空に意識を飛ばしてみると、そこに祖母が居られました。

「では、ここへ来てくれるか、尋ねてみてください」

教員の方が祖母に尋ねるとすぐ、私の頭の後ろに来られました。

「では、折角ですから、おばあちゃんに、今は幸せですかと尋ねてみてください」

教員の方が尋ねると、幸せだという答えが返ってきました。

それから、他にも尋ねたいことを尋ねてもらいながら、手始めの訓練を終えることにしました。

「おばあちゃんには、訓練のために来ていただいたことに感謝をお伝えして、次にいきましょう。では、あなたの気になっている天空に居る美香ちゃんに意識を向けて探してください」

とても良い状態の教え子が天空にいることが分かり、「その子はあまり心配ないようですね。何か尋ねたいことがあれば、尋ねてみてください」と伝え、いくつか問答をした後、教え子のことは安心されたようでした。

「その子のお母さんは、どうですか?」

続いて教え子の母親について教員の方に尋ね、母親の意識体を探してもらうと、しばらくしてしんどそうに悩まれている様子の母親を感知することができました。

「では、お母さんには光を送ってあげましょう。天空に意識を向けてお母さんを癒す光を求めてください。光が来たら、お母さんに入れてあげてください」

教員の方にそう言い、母親に癒しの光を入れてもらいました。次第に光のエネルギーが入るのを感じたのですが、しっかり入っていない所も感じました。

「もう少し奥まで、光のエネルギーを入れてください。そう、そう、随分入ってきました。しっかりとそのエネルギーをすみずみまで入れてください。もう、そろそろ良いです。その子のお母さんは、どんな様子ですか？」

教員の方に尋ねると、「良いようです」と応えが返ってきました。

「では、守護天使さんにお母さんを守ってもらいましょう。お母さんを守る守護天使さんに呼びかけてください」

教員の方が守護天使に呼びかけると、すぐ来てくれ、母親を守ってくれるようお願いすると、母親は良い状態になり、この場を離れていきました。

「では、旦那さんはどうですか？」

教員の方に、今度は教え子の父親のことを尋ねると、ご主人はうまくいっている様子でした。

全て終わってから教員の方に、今の気持ちを聞いてみると随分癒されたようで、これまであった感情の蓄積がなくなり、改善された様子でした。

この一連のセッションは、十五分くらいでした。一見、催眠誘導に見えますが、催眠誘導をする時のような暗示は一切ありません。単に意識を向けて、その状況を感じてもらうだけです。また、受ける人が感じている意識体の状況を私も同じように感じています。ですから催眠誘導とは別の物で、リアリティもあります。

本当に意識体なのかといった意見もあるでしょうが、このようなセッションからご本人さんも随分癒され、蓄積されていた感情が解放されたのでした。

第二章　霊障とは？

○霊の定義

霊障とは、具体的にどういうものなのかを説明する前に、まずは霊、意識体についての定義を明確にしておきましょう。

霊とは、肉体とは別に実体として存在し、人間が生きている間はその体内にあって人間の生命や精神の源とされ、体とは別にそれだけで一つの実体をもつとされる非肉体的・人格的な存在のことと考えられています。また、個人の肉体および精神活動をつかさどる人格的な実在で、五感的感覚による認識を超えた永遠不滅の存在を意味しています。難しい定義ですが、要は目に見える肉体以外に意識を持った霊なるものが存在しているということです。

霊、つまり肉体を持たない意識体があるのかどうか、それを証明する傍証(ぼうしょう)となる事項がここ数年で報告されてきています。『臨死体験』という、一旦心停止して死んだと思われる人が蘇生されるまでの体験はその内のひとつです。臨死体験についての研究は進められ、人間は死後も自分の肉体を離れて様々な経験をすると言われるようになってきました。

立花隆氏による「臨床体験」という本や、アメリカの心理学者レイモンド・ムーディ氏による報告が有名です。ただし、臨死体験は、死の間際に見た脳の幻覚であるとする脳内現象説もあり、また、ＬＳＤなどのある薬物がそれと同じ幻覚をもたらすことから実際に起こっていないとする意見もあります。

臨死体験と似た現象に『幽体離脱』があります。幽体とは、自分を構成する肉体以外の身体（からだ）と考えられているもので、それが身体から離れることを幽体離脱と言います。モンロー研究所公式認定レジデンシャル・ファシリテーター株式会社アクアヴィジョン・アカデミー代表取締役の坂本政道氏はモンロー研究所によるヘミシンクという方法で、肉体を離れていろいろな体験ができると報告しています。

ヘミシンクとはHemisphere-Synhronizationの略で、左右半脳同調という意味です。右から聞こえる音と左から聞こえる音の周波数をずらし、この二つの音の差に右脳と左脳の脳波が同調しようとすれば脳全体が活性化し、人の意識状態のコントロールを可能にする音響技術のことです。このヘミシンクによって、日常で目覚めている状態とは異なる意識の状態、つまり、催眠、金縛り、体外離脱体験、至高体験、臨死体験などの変性意識状態を体験できるようです。

ただ、カナダの優れた精神病理学者ワイルダー・グレイブズ・ペンフィールド氏は電気で側頭葉のある部位を刺激すると、「浮遊体験」が感じられ、別の部位を刺激すると、「自分の魂が体から離れていっている」という感覚になることがあり、さらに神に逢ったと述べる者もいたと伝えているので、脳内幻覚の場合もあると説明しています。

『幽体離脱』に関しては私の知り合いの信頼できるドクターも経験しており、身体を離れて宙に浮いた状態から下にいる自分の身体を見たなど実際に体験しないと分からない内容を記憶していました。他にもそうした報告があることから、決して幻覚だけではないと思われます。

他に、大脳を研究する人々の中に、人間の内には無形の精神（意識体）があることを認める人がいます。頭脳活動における神経接合期の機能に関する発見によって一九六三年にノーベル賞を受賞したジョン・エクレス卿は、『人間の内に神の創造による霊があって、それが人間の自我の個性・独自性をもたらしている』と述べています。

また、先程触れたペンフィールド氏は、その著「心の神秘」の中で、頭脳の物質的構造を超えたところに非物質的精神（意識体）があり、互いに深くかかわり合って二重構造を形成していると述べています。

そして、脳外科の権威、ドクター、エベン・アレグザンダー氏が以前、あるテレビ番組で「死後の世界は存在する」と自分の脳障害による昏睡中の体験を元に報道していました。その内容は、『プルーフ・オブ・ヘブン、天国の証明』という本にもなり、『Newsweek』にも載ったそうです。アレグザンダー氏はもともと、頑固に科学的な考え方しかせず、科学論文も二百以上出して手術も多数手がけている脳外科の権威という人物でした。しかし、自分の脳が大腸菌に侵されて昏睡状態に陥った時、どう考えても科学的に死後の世界があると考えざるを得ない体験をされたそうです。その自らの体験を通じて、死後の世界は存在すると公表されたのでした。

脳外科の権威が死後の世界を認めて話してくれるそんな時代になった今、人には肉体以外に霊魂があり、肉体の生を終えてから死後の世界へいき、そこで意識を持って活動することができるのではと考えてもあながち空想の話だと馬鹿にできない時代になってきたのではと思います。

○亡くなった人の意識体について

古今より人は肉体や精神の他に、魂や幽体があり、人が死ぬと魂や幽体は霊界という本来戻るべき所へ戻ると考えてきました。

ところが、事故で突然死んでしまい、死んだことが分からないとか、現生に強い執着があるといった何らかの理由で、意識体が霊界へ行けずにこの世に留まる場合があります。そのような意識体のことを『不成仏霊』と呼びますが、本書では不成仏霊を『ゴースト』と呼ぶことにします。

○霊障とは？

肉体を持たないエネルギーだけの意識体が身体に入り込むことを憑依といい、憑依する意識体の性質によって憑依された人の状態が良くも悪くもなります。霊界に入れば良いですが、入っていない場合の霊のエネルギーは悪いのです。シャーマンが神がかりになる場合も憑依の一種ですが、それはエネルギー状態の良い意識体が憑依したことによるものだといえます。

反対にエネルギー状態の悪い意識体に憑依されると、その影響を受けて体調不良を起こす、行動に異常をきたす、対人関係が悪化するなど、憑依した意識体が不幸な状態を起こすことがあるのですが、それを霊障と言います。本書でも、特に断りがなければ、霊障と言えば亡くなった人の不成仏霊、ゴーストの憑依による障害のこととします。

○霊障を疑われる症状

ゴーストに憑依されると次のような症状を起こします。

（一）肩や頭がずっしりと重い。
（二）いくら寝ても眠気に襲われ、常に疲れた感じで休息しても改善しない。
（三）生気を感じられない、虚ろな目になる。
（四）気分が常に憂鬱で、前向きに物事を考える事が出来ない。
（五）必要以上にイライラしたり癇癪（かんしゃく）を起こしたりしやすい。
（六）毎日が辛くて人生がいやになる。
（七）アルコール依存やギャンブル中毒になる。
（八）精密検査で異常がないのに体調が悪い。
（九）精神科で治療を受けても全く完治しない。
（十）常に死にたい気持ちになる。
（十一）ラップ音が聞こえたり、不気味な感じがしたりする。
（十二）偶発的な事故や不幸が続く。

（十三）明確な理由なく機器が誤作動したり壊れやすかったりする。

ただし、こうした症状があっても直ぐ霊障と考えるのではなくて、先ずは以下のような医学、科学的な検討が必要です。

（一）の肩や頭がずっしりと重い場合は、肩などの凝りで、ストレスや疲労の蓄積、何か病気が潜んでいてそのため体力が弱っている可能性もあります。

（二）のいくら寝ても眠気に襲われ、常に疲れた感じで休息しても改善しない時は、睡眠の深さが浅いことや入眠時間も検討してください。また、睡眠時無呼吸症候群で寝ている時に息が止まっていると日中倦怠感が続くこともありますので、そちらの検討もしてみてください。

（三）の生気を感じられない、虚ろな目になる場合は、貧血、甲状腺機能低下、悪性腫瘍などを考えて先ずは検査することです。

（四）の気分が常に憂鬱で、前向きに物事を考える事が出来ない場合、検査を勧めますが、検査で異常ないからと直ぐに霊障とせず鬱病も検討してください。

(五)の必要以上にイライラしたり、痼癪を起こしたりしやすい場合は、ストレスや人間関係をまずは検討してください。カルシウム低下のこともありますので、検査は必ずしてください。

(六)の毎日が辛くて人生がいやになる場合は、検査で異常がなくても、まずは社会的な適応障害や対人関係でトラブルがないか検討してください。また鬱病の可能性も検討してください。

(七)のアルコール依存やギャンブル中毒になる場合もストレスや現実の嫌なことから逃れようとしていないか検討してください。

(八)の精密検査で異常がないのに体調が悪い場合でも必ずしも霊障とは限りません。まずは可能な限り検査や科学的な検討をしてください。

(九)の精神科で治療を受けても全く完治しない場合、精神科の病気は薬で症状を緩和させているだけのことが多いので、改善しないからと言って必ずしも霊障とは限らないことは頭に留めておいてください。

(十)の常に死にたい気持ちになるのは鬱病のこともあります。

(十一)のラップ音が聞こえたり、不気味な感じがしたりする場合、電磁波の異常による場合もあります。

(十二)の偶発的な事故や不幸が続く場合、認知や力が入らない、フラつきが増える病気をまずは検討してください。

(十三)の明確な理由なく機器が誤作動したり壊れやすかったりする場合、電磁波障害のことがありますので、まずはそれをチェックしてください。

それから霊障全般に言えることですが、霊が憑いていると感じる場合でも解離性人格障害やヒステリーの可能性もあることを知っておいてください。

実は私も時々、霊障と疑われる症状になりました。

私は憑依されやすい体質な上に、自宅近くに広いお墓があるせいか、ゴーストに対するプロテクトが十分に出来ていない頃はよく憑依されていました。

ゴーストに憑依されると、非常に不機嫌になり、疲れやすく、いくら寝ても休息を取っても疲れは一向に改善しません。さらには誰かに話しかけられたり、そばに近づいてこられたりするだけでも不快に感じる時もあり、その不機嫌さには自分でも驚くほどでした。

忙しい日々が続いていたので、疲れやストレスがたまっていたせいなのではと思い、出来るだけ休息を取り、軽い体操をしたりしましたが、それでも改善はしませんでした。「これはおかしい、変だな」と思って、霊障を診断する「気当て診断法」でチェックして初めて憑依だと分かったのでした。

ゴーストは人への憑依だけでなく、霊障の症状(十三)で記したように、機械にも影響を与えるのです。あるお墓の前で写真を撮ろうとした時、それまで調子良く撮れていたカメラが、写真を撮ろうとしてシャッターを押しても動きません。諦めてその場を離れてしばらくしてからもう一度シャッターを押すと、今度は普通にシャッターが下りました。お墓は森林の中で、電磁波の影響は全く無いところだったのでこれは、お墓にいるゴーストの影響だったのではと思います。

私が相談を受けた方の中にも、家の中にゴーストが多数いたことにより電気機器が何の原因もなく次々と壊れる現象にあった方がいました。

このように、ゴーストによってもたらされる霊障は意外と私たちを悩ませることがあるのです。

○橋本式簡易霊障テスト

霊障を受けているかどうかを簡易にテストする方法があります。簡易なので完璧に診断できるとは限らず、霊障も軽度な場合はこれで診断できません。しかし、もし当てはまればかなり霊障が疑われます。

そのテストの内容は意識を天空の方へ飛ばしてみるというものです。天空に意識を向け、風船が膨らんでいくような、水を飛ばすような、何か媒体となって飛んで行くようにイメージします。イメージの世界のことですから、普通は意識を飛ばせるはずです。ところが、どうもうまく意識を飛ばせない人がおられます。そんな方に霊障のことが多いのです。

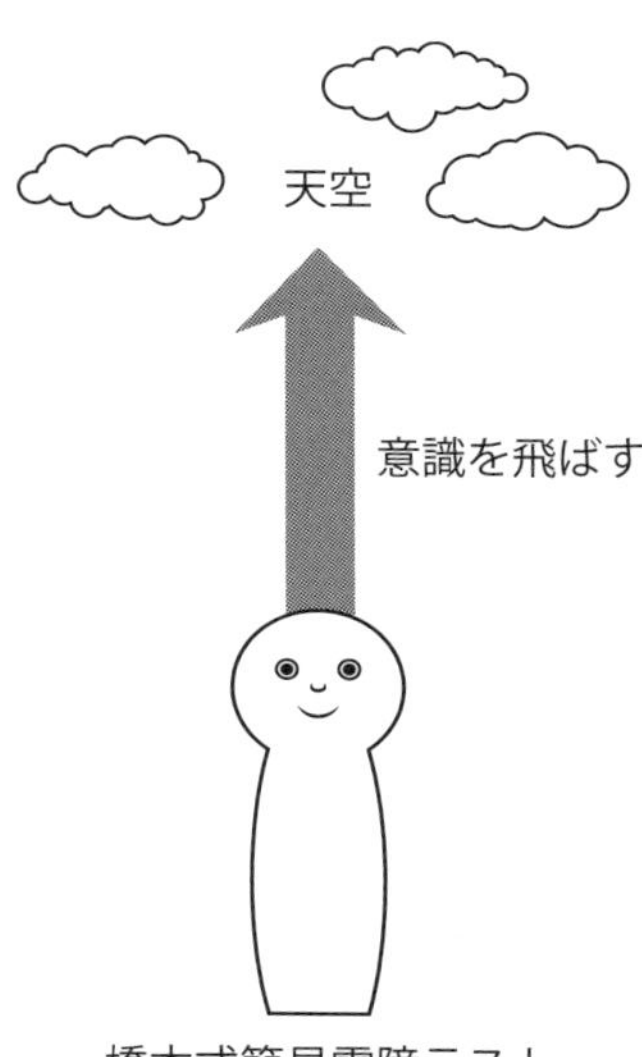

橋本式簡易霊障テスト

もっともこれは、気のエネルギーがブロックされているため、うまく意識を飛ばせない現象なので必ずしも霊障とは言えません。ですが、これまでの経験から霊障のことが多かったのです。少なくとも霊障スクリーニング（選別）にはなります。意識の拡大がどうもうまくできない方、「霊障かも？」と疑ってみてください。

○意識体をチェックする

気当て診断法（第五章参照）の応用により、目に見えないスピリチュアルなもの、一般に霊と言われる意識体にも反応することがわかり、チェックするようになりました。

意識体のことを考えながら気を当てた時、その気が跳ね返るなら意識体の存在があり、跳ね返りがなければ存在がないと判断するのです。この方法で意識体が体のどの部分にどれくらいの範囲で存在するか分かるようになりました。ちなみに、男性も女性も背中に沿って意識体が憑きやすいようです。

そして、この方法で意識体をチェックして

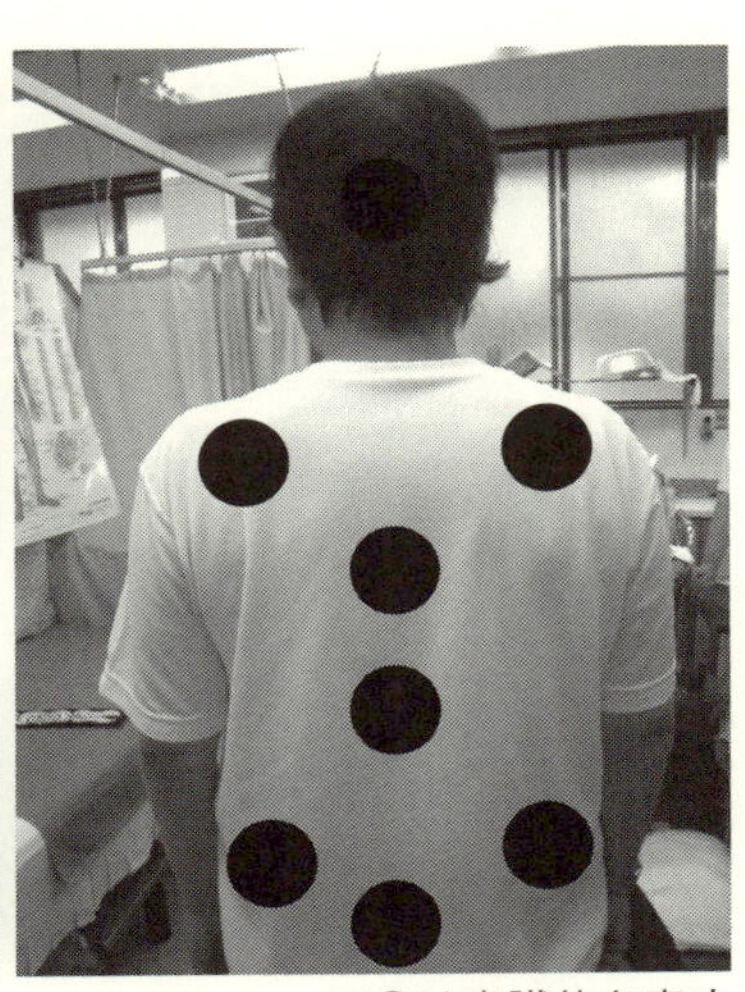

意識体が憑きやすい部位　※●は意識体を表す

いくうちに、手で気を当てなくても見るだけで何となく意識体がいるかどうか分かるようになってきました。恐らく意識を向ける時、身体から意識体をチェックする気が出て、無意識にその反応を読み取れるようになったのだと思います。

第三章　私のスピリチュアルな家族

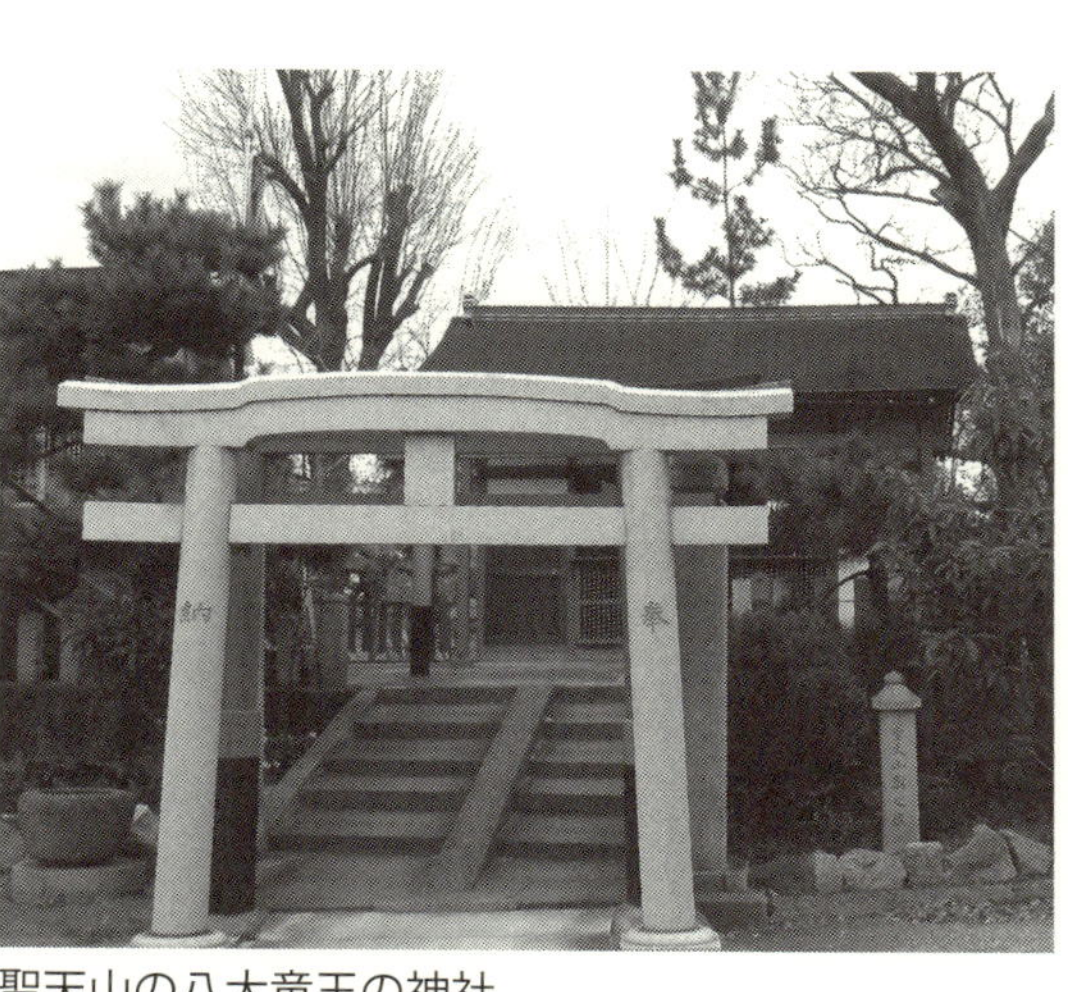
聖天山の八大竜王の神社

○幼少期の環境

私が医師でありながら、スピリチュアルなことに関心を持つようになったのは、育った環境が影響しているのだと思います。

私は大阪府大阪市で育ったのですが、家の近くだった阿倍野区に「聖天山」と呼ばれる小高い丘がありました。そこには昔から雨乞いの神様として祀られ、法華経に登場し仏法を守護する八つの神、天竜八部衆に所属する竜族の八王である「八大竜王」を祀る神社がありました。また、密教系の神秘的かつ幻想的な雰囲気のお寺もあり、そこにある仏像にしばしば見入っていました。

そして小学校四年生の時から仏像が好きになり五年、六年生の時、仏教美術書を買うためにお小遣いをためてやっと購入し、毎日その本を眺めるのが楽しみでした。祖母に頼んで奈良などのお寺巡りに連れて行ってもらった時には、この上もなく幸せでした。

○ＥＳＰ（右脳の五感）

このような子ども時代を過ごしたのは、幼い時から一緒に暮らしていた祖母の影響もあったのだと思います。その祖母には不思議な能力があり、私を含めて家族全員、不思議な能力による体験をしました。この体験をそれぞれ、七田チャイルドアカデミーで取り組んでいるＥＳＰによる分類で説明します。

その前にＥＳＰという言葉に馴染みのない方も多いと思うので、それについてまず説明します。ＥＳＰというのはExtra Sensory Perceptionの略で、普通の五感を越えた超感覚のことをいいます。七田チャイルドアカデミーでは、**触知・透視・予知・テレパシー・念力**という右脳の五感のことだと提唱しています。

普段、私たちは左脳の働きによって視覚・嗅覚・聴覚・味覚・触覚という五感を使って外部からの刺激を受けて情報を理解しているのですが、ＥＳＰの右脳の五感は体の感覚器官や言葉を必要とせずにイメージを媒体として情報を受け取ったり、発信したりします。世界のすべてのものは目に見えない小さな粒子で作られていて、その一つ一つが固有の振動を持っているのですが、この振動によって発せられるエネルギーが「波動」で、ＥＳＰはその「波動」をキャッチしてそこから情報を受け取ったり発信したりする力のことです。

念力は、夢や願いを実現させるために必要な、出会いや情報や機会を引き寄せる力のことで、「願望実現力・勝負強さ・引き寄せ力・独立起業力」に関連しています。

触知は、あるものに触れることで情報やエネルギーを受け取って調和し一体化できる力で、「感受性・調和力・人間関係・ヒーリング力」に関連しています。

テレパシーは、言葉を使わなくても互いに深く理解し分かり合える力のことで、「コミュニケーション力・信頼感・説得力」に関連しています。

透視は、あらゆる障壁や状況に惑わされずに物事の本質を見通す力のことで、「直観力・判断力・決断力・洞察力」に関連しています。

予知は、未来を感知してより優れた理想を実現する方向へ進める力のことで、「先見力・企画力・発想力・危機回避力」に関連しています。

それでは私の家族がこのＥＳＰ、右脳の五感のどの体験をしたのか説明していきます。

○**透視**　家族の不思議な体験　～祖母～

幼少の頃、父母と離れて父方の祖母と大阪府大阪市天王寺区上本町六丁目、通称上六（うえろく）で暮らしていました。小学生の頃からは、父母と兄弟も共に住むようになっ

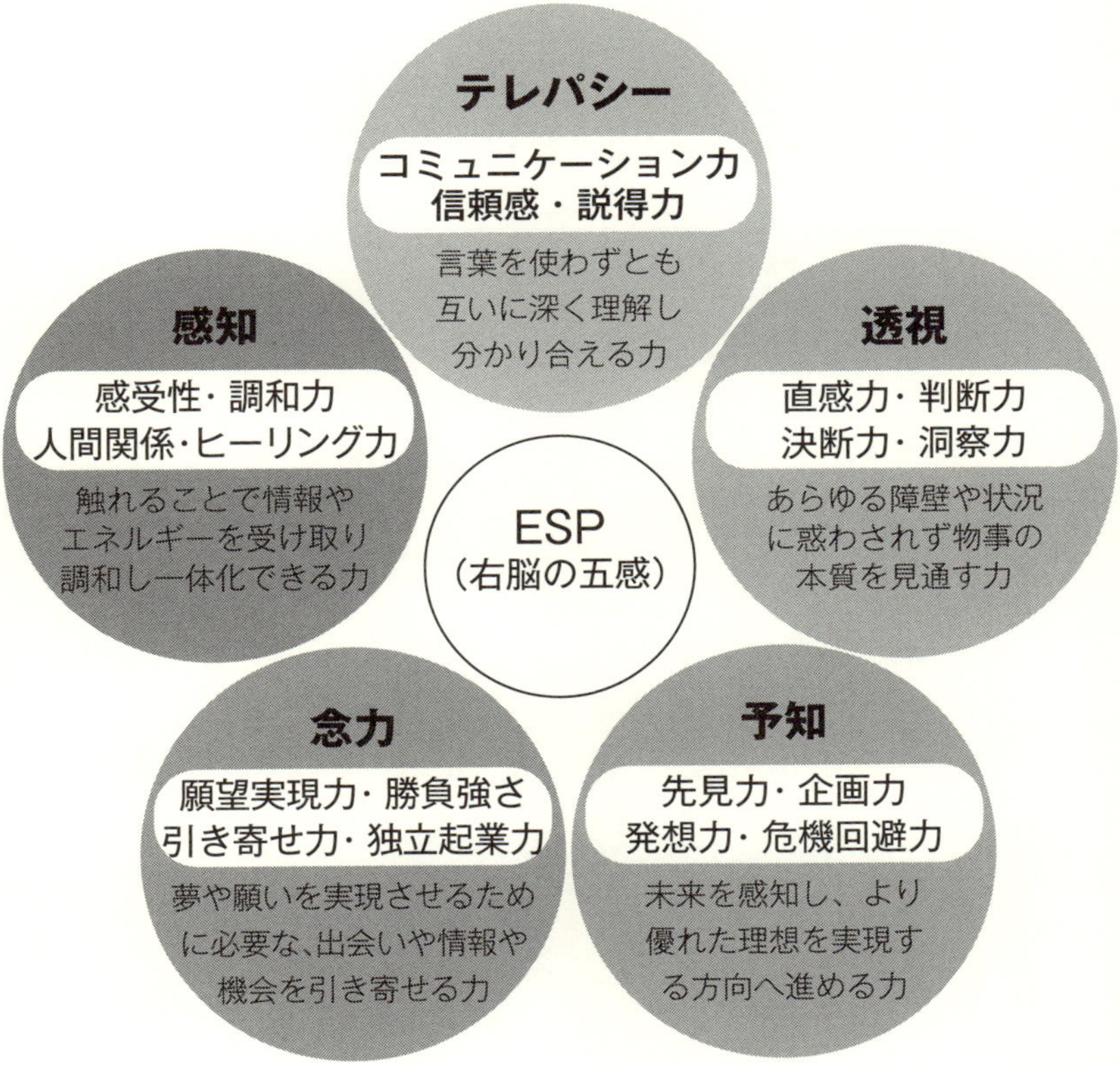

テレパシー

コミュニケーション力
信頼感・説得力

言葉を使わずとも
互いに深く理解し
分かり合える力

感知

感受性・調和力
人間関係・ヒーリング力

触れることで情報や
エネルギーを受け取り
調和し一体化できる力

透視

直感力・判断力
決断力・洞察力

あらゆる障壁や状況
に惑わされず物事の
本質を見通す力

ESP
（右脳の五感）

念力

願望実現力・勝負強さ
引き寄せ力・独立起業力

夢や願いを実現させるため
に必要な、出会いや情報や
機会を引き寄せる力

予知

先見力・企画力
発想力・危機回避力

未来を感知し、より
優れた理想を実現す
る方向へ進める力

図　七田チャイルドアカデミー提供

たのですが、私はおばあちゃんっ子として育ちました。祖母は、大阪の上本町で近畿鉄道が走るのを見に連れて行ってくれたり、ちょっと粋に音楽のバンドを見に連れて行ってくれたこともありました。

また、暖かい日差しを受けながら祖母の背中に背負われてすやすやと眠ったり、冬の寒い日に一緒に練炭を運んだりしたこともありました。その頃の私にとって祖母は普通の優しいおばあちゃんでした。

しかし小学生の頃、私は初めて普通のおばあちゃんとは違う祖母の姿を目の当たりにしました。祖母が毎日仏壇の前で蝋燭（ろうそく）に火を灯し、線香を燻（くゆ）らせて拝んでいる姿や、祖母のもとへ度々お客さんが訪れるのは幼いころから知っていました。ですが、祖母がどういう理由で拝んでいるのか、お客さんがどういう理由で訪ねてくるのかは知らなかったのです。小学生になった私はある日訪れてきたお客さんと祖母が話すのをこっそり覗き見し、そこで初めて祖母のもうひとつの顔を知ることになりました。

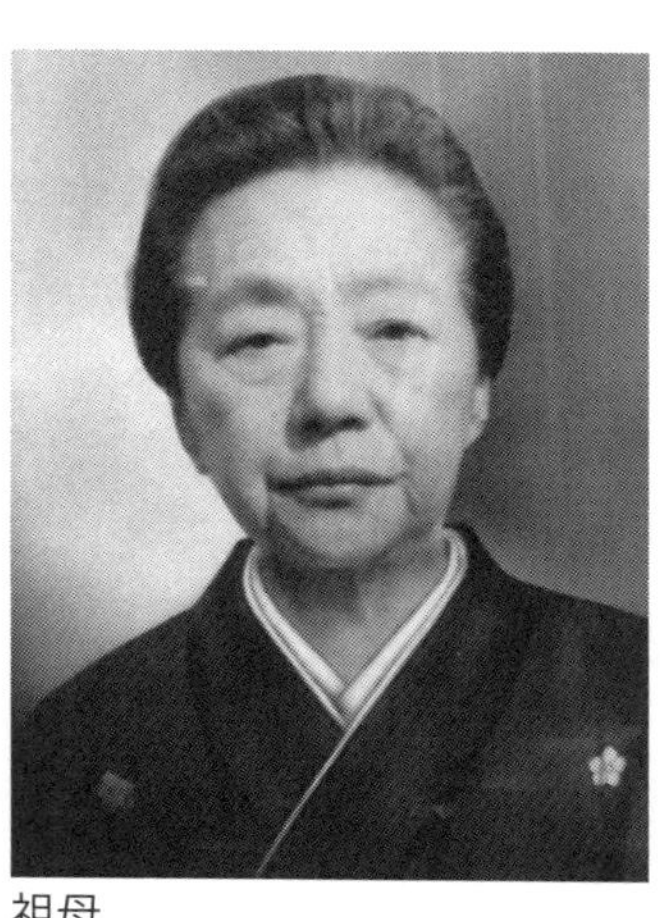
祖母

祖母を訪ねてきたお客さんの話しに耳を傾けると、どうやら今抱えている悩み事を相談しに来たみたいでした。ところが、その人が相談内容を話そうとする前に祖母はそれを遮り、「私には全て見えるのです」そう言って、お客さんの悩みをずばり言い当てました。それだけでなく、お客さんが秘密にしている心の奥底までも言い当て、お客さんが相当驚いている傍ら、私も一緒に驚いたのを覚えています。それから祖母に法を説かれたその人は、それを素直に聞き入れて帰って行きました。

祖母のもうひとつの顔、それは浄土真宗の西本願寺の講という宗教団体の長で、人の秘密にしていることが見抜ける霊能力者だったのです。子供心にへぇ〜、そんなことができるんだと思いましたが、祖母の力を目の当たりにしながらもまだ半信半疑でした。そんな折、祖母にはっきりと霊能力があるのを思い知らされたのは受験の時でした。

祖母は孫たちの受験の日には、必ず試験を受けている時間に蝋燭を燈して塩を置き、ずっと祈っていました。兄の高校受験の時に私はその様子を見て何をしているんだろう？位にしか思っていませんでした。ですが、自分が受験をする番になった時、その真意が分かったのです。

私の受験の時にも燈された蝋燭の炎。私は試験会場にいたのでその時の様子を間近で見ることはできなかったのですが、後で家族から話を聞いて祖母が何故受験の度に蝋燭を灯すのか、その理由が分かりました。

炎が激しく燃えていた時と、しおれて弱々しくなっていた時があったようで、その時間帯を聞いてみると、激しく燃えていた時はよく出来た英語の試験の時で、勢いが弱まったのは自信のなかった理科の試験の時だったのです。どうやら炎は私の試験の様子を映し出していたらしく、祖母に不思議な霊能力があることを改めて思い知らされました。

この祖母の能力ですが、ＥＳＰにはめて分類すると**透視**に当てはまるのではと思います。相談者が秘密にしている物事やその人の本質を見抜き、遠く離れた試験会場の私の様子を蝋燭の炎を通して見通す力が、祖母の不思議な霊能力だと言えるでしょう。

○**透視**　家族の不思議な体験　～母～

祖母だけでなく、母も**透視**に当てはまる不思議な体験をしました。

母は病気になった実母（私から言ったら母方の祖母）を献身的にお世話していました。母方の祖母がもうすぐ亡くなるだろうという頃、危篤の知らせを受けて母は車に乗って病院に駆けつけました。運転していると突然、目の前に苦しそうな顔をした祖母の姿が浮かび上がってきたそうです。何て苦しそうな顔をしているのかと思い、「南無阿弥陀仏、南無阿弥陀仏、南無阿弥陀仏……」と唱えると、苦しそうにしていた祖母の姿は消えて辺り一面金色に染まりました。驚きながらも急いで祖母の病室へ駆け込んだ時、まるで母を待っていたかのように祖母は静かに息を引き取りました。

遠くにいながら祖母の様子が見えた母の場合も、遠隔の**透視**をしたと考えられます。

○テレパシー　家族の不思議な体験　～兄～

兄はある日の早朝、突然何の前触れもなく「おばさんの所へ連れて行ってほしい」と父を起こしたことがありました。妙な事を言う兄を訝り（いぶかし）ながらも、父は兄を連れて叔母の家へ行ったのです。家に着いてみると、叔母は布団に横たわって眠っているようでした。兄は止める父を振り払って叔母を起こそうと声をかけたのですが、全く反応がありません。それを見た父は、これはおかしいと思い、布団を剥いで叔母の胸元に耳を当ててみるとドクドクと鳴っているはずの鼓動の音は聞こえませんでした。

それから急いで叔母を病院へ運んだのですが、結局助からず。兄に何故急に叔母の所に行きたいと言ったのかと聞いてみると、「夢の中でおばさんに呼ばれている気がして、なんだか今すぐ会いたくなったから」と答えたそうです。

叔母は既に夫を亡くしており、ひとり暮らしをしていました。誰かに連絡をする間もなく息をひきとったのですが、生前一番可愛がっていた私の兄に、死に際に会いたいという叔母の思いが兄の夢に現れたのかもしれません。叔母からの思いを、言葉を交わさずに受け取った兄の不思議な体験は、**テレパシー**によるものだと考えられます。

○触知・テレパシー・透視　家族の不思議な体験　～父～

父は様々な不思議な力に遭遇したことがありました。

外にいる時、突然ある人の生霊（いきりょう）、つまり人の強い意識がものすごいエネルギーになってやってきてそれをまともに受けたそうです。生霊には怒りや妬みなどのマイナス感情が多く、その感情エネルギーが強く相手に作用して、障害を与えることがあるのです。父が受けたエネルギーが何なのかは分かりませんが、やって来たエネルギーに触れたので、**触知**だと考えられます。

父は時々霊感を発揮することがありました。山で魚釣りをしていた時、全然釣れないので山の神様に一匹だけでも釣らせてくださいとお祈りをしたそうです。そうしたら今まで全く釣れなかったのにもかかわらず、すぐ一匹釣り上げることができました。さらにそれ以上釣ろうとしたのですが、釣り竿が折れてしまい、断念せざるを得なかったそうです。神様に祈りを捧げたことにより魚が釣れたとみるのであれば、父は神様へ意思を届けたと思われるので、**テレパシー**によるものだと考えられます。また、右記で述べた母方の祖母の病気が癌であることを最初に見抜いたのが父でした。祖母を見ただけで直感的に癌だと感じ取ったそうです。これは、身体を見通す力と思われるので**透視**と考えられます。

○家族の不思議体験　～私～

さて、私の話をいたします。（右記のＥＳＰのように分類は難しいので、不思議体験としてだけ記しておきます）

小学五年生の頃、普段はごく普通でしたが、時々授業を受けていると次第に意識が天井まで舞い上がるのを感じる時がありました。それは一回だけでなく、しばらくの期間何度も起こりました。私の意識がしっかりと肉体に固定されていなかったようで、その期間はふわふわしている感覚の中で過ごしていたためか毎日忘れ物をしていました。父に注意されそのうち忘れ物もしなくなると、意識が天井に舞い上がるような感覚もなくなっていきました。これはおそらく、幽体離脱の一種だったのではないかと思っています。幽体離脱といえば、生きている人間の肉体から霊魂、意識が抜け出すという現象だと捉えられており、自分で自分の体を上から見たという体験談もありますが、私の場合は意識が完全に体外へ抜け出したという訳ではなく、地に足がついていない感覚でした。

正夢もありました。初めて自転車に補助なく乗れるようになった日の夢です。家の前に父が居て、私が自転車に乗れたのを見守ってくれたのです。その位置、自転車の走り方もまったく同じで驚いたことがありました。

またその頃、家の屋上でのんびりしていたら突然、形のない「透明なもの」が屋上で回りだしたのを見たことがあります。何かと思って見ていると、「透明なもの」は円を描いて何度も何度も上空を飛び、何回か回旋した後パッと消えてしまいました。この「透明なもの」の正体は不明で、なぜ私に見えたのかもよく分かりません。ただ、実際にこのような不思議な体験をしたのでした。

第四章　スピリチュアルな医師への経緯

○医師になった経緯

スピリチュアルなことに幼い頃から関心があった私は心理学に興味を抱くようになりました。ある占いで将来はエンジニアか医師になるのが良いと言われ、医師なら心理学的領域の心療内科の医師になれるということで中学生の頃から勉学に打ち込み始めました。医学部に入って少し余裕ができ始めるとユング心理学や催眠療法、ヨガ、東洋医学なども勉強をしながら将来の夢に向かって努力していきました。

その後研修医を終えて病院に勤めた後、義父が運営していたクリニックを受け継ぎ、現在は大阪府摂津市正雀本町のはしもと内科外科クリニックの院長をしています。

クリニックでは、内科・神経内科・外科・整形外科・理学診療科・東洋医学科を診療しています。そして、東洋医学と西洋医学を融合し、現代医学の診察、検査、治療を基本に漢方診療を取り入れて保険診療による漢方を処方し、現代医学が不得意とする病態にも対処しています。

また、整体療法を取り入れ脊髄のズレを改善し、痛みやつらさを軽減するために温熱療法により脊髄を矯正することに力を入れています。さらに、血液、リンパ液、脊髄の姿勢を正し、病的状態を改善させるべく、定期的に医療ヨガによる身体調整の講座を開いて医療ヨガについて指導しています。

西洋医学的な知識、診療だけでは解決できない病を何とかしたい。その思いが医師になってからもふつふつと湧き出ていました。そこで、気功、ダウジング、ヨガ、催眠療法、O（オー）リングテストなどを習い、診療に応用することにしました。

○気功を習う

気功とは目に見えない気と呼ばれる未知の生命エネルギーによって、免疫力や治癒力などを高める健康法です。体のリラックスと心の安定した状態が気功を行なう時の基本で、心と体が安定しリラックスしている状態で動作や呼吸法やイメージ、瞑想を用いて心と体を調整するのが気功の特徴です。

気功には様々な療法がありますが、私は気を一週間で出せるようになる「真気功（気光）」に魅力を感じて受講してみました。合宿で朝から晩までスピリチュアルな講義と気功を学ぶのです。合宿が終わる頃、私も初級気功師の認定証をいただきました。

その後、気の研究会にも通い、気功を習いました。気の流し方として受ける人の斜め四十五度から入れるのが良いとか、気がしっかりと流れた時、他者が腕を曲げようとしても曲がらなくなったり、正座をして膝を持ち上げようとしてもビクともせず固定してしまう現象に驚かされました。随分メカニックな気功で、肉体変化があるのが分かりやすかったです。

○ダウジングを習う

ダウジングは、地下水脈や貴金属の鉱脈など隠れた物を、棒や振り子などの装置の動きによって見つける手法ですが、その他に自分の知りたい情報を潜在意識によって得る方法として様々な方面で利用されています。

ダウジングには、振り子を使うペンデュラム・ダウジングやL字形、Y字形の棒を使うロッド・ダウジング等があります。このような振り子や棒などを手に持って、自分の潜在意識に問いかけをすると自分では動かしていないつもりなのに、手に持った振り子が自然に動くようになり、その無意識的な動きで答えを得て判断するというものです。潜在意識を通して自分の考えていることを知る方法のひとつと考えられています。

○ヨガを習う

ヨガとは乱れた心を一点に結び付けるという古代インド語の言葉で、精神を集中させることで心と体のリラックス、安らぎを創るという意味があります。長い歴史をかけて、姿勢や呼吸法に焦点を当てて健康促進をはかるものから、瞑想をして精神統一を目的とするメンタル面の効果を重視するものやダイエット効果を目的としたものなど様々発展し、現代人に深く浸透していっています。

私は伝統的なヨガを習った後、それを患者さんへ応用するために医療ヨガとしてアレンジしました。ヨガの動きや呼吸法を用いて病気の回復や機能維持を助ける効果的な動きを指導しているのですが、それには三つのポイントがあります。

一つめは、血液の流れを良くする。二つめは、リンパ液の滞りをとり、流れを良くする。三つめは、脊髄の姿勢を矯正する。

この医療ヨガの詳しいことについては拙著、『治りにくい病気が治る!「寝ヨガ」DVDブック』(マキノ出版)、『健康と若さを取り戻す医療ヨガ』(春秋社)に載せています。後の章でも一部をご紹介したいと思います。

○催眠を習う

古典的な催眠誘導法を習いました。数字を数えて催眠状態に入れていき催眠状態に入れば、大空を飛んでいますなどの暗示をかける方法です。

これは私のクリニックでも催眠療法をして欲しいという患者さんに行っています。催眠療法の一番の効果はリラックスです。一から十まで数を数えていき、徐々にリラックス効果を高めていきます。人によりますが、大体の人は一度の催眠療法で暗示にかかり、手を挙げてくださいと言えば手を挙げたりするようになります。

○Oリングテストを習う

Oリングテストとは、手の指の力による診断法です。診断方法は、親指と人差し指でOの形を作り、他者がその指を開くように引っ張るのですが、輪が離れるかどうかで診断するというものです。身体に合うものを持つと、輪を作る指の力は強くなり、反対に身体に合わないものを持つと、指の力が弱くなって輪が開きます。

また、あるサンプルを持って人を指差すと、そのサンプルと同じものがある時、指の力は弱くなり、ない時は指の力に変化はありません。これは電磁的な共鳴反応を見ているようです。この方法で、原因不明の痛みなどにウイルスやその他の感染症があることを知るようになりました。

○霊障診断にも応用できる「気当て診断法」発見

ここまでは私が習った手法を紹介してきましたが、今度は私が開発した診断法を紹介します。

気の感覚が分かるようになった私は体験的に物の気を手に取って人に当て、その反応を見るようになりました。その物が身体に良いなら、当てた気はスッとその人に入っていきますが、良くないと跳ね返ります。

その後、探したい物をイメージしながら気を当てると、そのイメージの物がある場所で気が跳ね返ることが分かりました。例えば、痛みのあるところで、ウイルスとイメージしながら気を当て、気の跳ね返りがあれば、そこにウイルスが共鳴すると判断します。この気当て診断法を様々なことに応用してみました。食べ物の良し悪しをチェックした成果を日本最大の超常現象（サイ現象）専門学会の「日本サイ科学会」で発表をしました。

また、蓄積感情をチェックしその成果を、意識・精神・心と関係のある分野などにおける、未知なる現象を科学的実証に基づき解明する「国際生命情報科学会」で発表もしました。

蓄積感情というのは、日々生じる感情がうまく発散できないでいると人体に蓄積します。他人から受けた感情も蓄積されます。こうした感情エネルギーは人体の気の流れを悪化させ病気を引き起こすことがあり、軽いものでは頭痛、肩こり、腰痛、倦怠感、胸苦しさ、ひどくなると癌や子宮筋腫などの病状にもあらわれます。この蓄積された感情の発散法として以下のものをよく使います。

（一）感情をぶつける。日常的にしているのは、何かに当たることや泣きわめくこと。

（二）感情解放テクニック法（ＥＦＴ）。「あの時○○と言いたかった」「なんで私がしなきゃいけないの」など、感情が沸き立つ言葉を言いながら顔面、体幹、指の特定のツボをトントン叩いていきます。この方法は不安や恐れ、罪悪感、悲しみなどの心の苦痛をはじめ、閉所恐怖症、高所恐怖症など様々な恐怖症にも効果があります。また、人間関係などの問題、タバコやアルコールなどの様々な中毒症にも有効です。

（三）花の気を水に溶かして使うバッチフラワーレメディー。一九三〇年代に英国の医師エドワード・バッチ博士によって開発された、心や感情のバランスを取り戻すための自然療法です。三十八種のバッチフラワーレメディの指標にある「ネガティブな状態」の中から、今の自分の心や感情の状態に当てはまるものを一～七種類まで選び、必要量を飲むことで内面に調和がもたらされます。

（四）漢方薬処方。蓄積された感情をヒーリングする漢方薬をチェックして探し、飲むと短時間で改善します。抑肝散（よくかんさん）、桂枝加竜骨牡蛎湯（けいしかりゅうこつぼれいとう）、半夏厚朴湯（はんげこうぼくとう）、香蘇散（こうそさん）、加味帰脾湯（かみきひとう）などを使います。

（五）天賜気功（てんしきこう）。蓄積された感情をヒーリングする気を天から取り入れると短時間で改善します。この気功は目的に応じた気を取り入れるのに役立つのですが、詳しい説明は八十五ページを参照してください。

第五章　気当て診断法について

○気当て診断法（リーディング法）とは？

探りたいものをイメージし、それを意識しながら対象物に気を当てた時、気が共鳴すると、跳ね返る感じや当たる感じがします。一方、共鳴しない場合はそうした反応がありません。こうした気の共鳴反応で対象物に何があるかを探る方法が気当て診断法です。共鳴のシンプルな例として「同じ周波数を持った音叉どうし」が挙げられます。一方がビーンと音を立てると、離れていてもエネルギーが伝わって他方も音が鳴り出します。周波数が同じだから、それに共鳴すると音が別の音叉に伝わるのです。機械ならテレビやラジオがそうでしょう。

人の意識は自由自在に変えることができます。周波数は意識に応じて変わるので、気当て診断法では「ある」ものを意識したら、それに共鳴する「ある」周波数ができます。このように、探りたいものを意識すると、それがあるか、ないかを共鳴反応で探ることができます。

この例が、ダウジング、キネシオロジー、Oリング、リーディング、チャネリングで、すべて共鳴がその原理になっています。Oリングテストやダウジングでは気の情報信号を身体内に通すため、身体の状況が影響しますが、気当て診断法ではダイレクトに対象物の反応をみるので、疲労や身体のマイナス影響はほとんどありません。また、Oリングテストに比べて筋肉疲労がほとんどなく、ダウジングより短時間で反応が取れます。

○気当て診断マスター方法

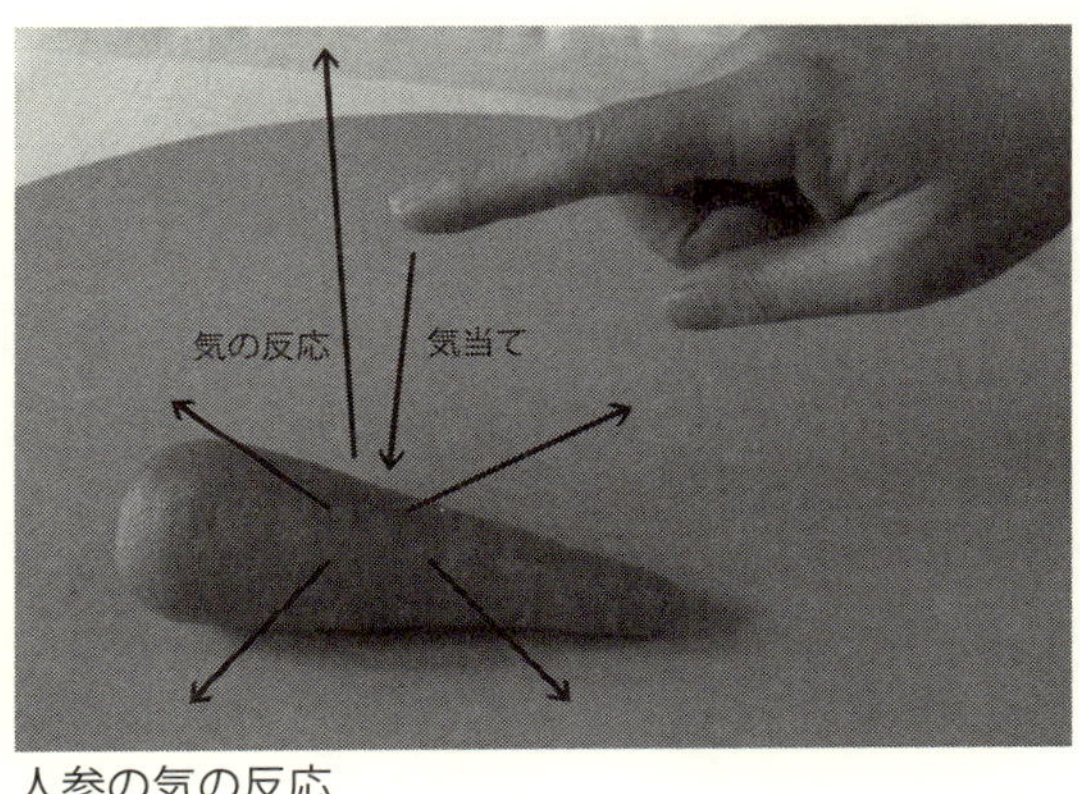

人参の気の反応

気当て診断をマスターするためには、まず気の感覚を身につける必要があります。手と手を近づけて気の感覚を覚えていくのですが、わかりにくい方は医療ヨガ（拙著、『治りにくい病気が治る「寝ヨガ」ＤＶＤブック』マキノ出版、参照）を行うと気が出やすくなるので分かりやすくなると思います。

気を感知できたら次は、右手の指から左の手の平に向かって気を当て、気の当たる感覚を覚えます。その感覚を覚えたら 例えば人参を目の前に置いて「人参」と意識しながら人参に向かって気を当て、また、人参の無いところにも気を当てます。こうして、人参がある時とない時とで、気の当たり方の違いを感じ取ります。その微妙な違いが分かるようになれば、気当て診断ができるようになります。

気当て診断をマスターするため、様々なもので気当てを試してみてください。例えば、自分の肝臓を気当てで探る場合は、右の腹に肝臓と意識して気を当てて、気が跳ね返ってくるのを感じ取ってください。肝臓まで届くように気を送ることに注意しながら行ってください。

○探したいものを検討する

探索方法は対象物を目の前に置きます。それに向かって探索したい物を意識しながら気を当てます。気が共鳴するようであれば、探索したいものがあると判定します。例えば、宝石に向かってマイナスのエネルギーと意識して気を当てる場合、気が共鳴するようなら、その宝石はマイナスの気を含んでいると判定します。

○気当て共鳴反応の程度を検討する

気の共鳴反応の程度には差があるのですが、気のはね返り距離を測定すれば比較できます。別の方法では、これまで気の共鳴反応をみた何かを基準にして、それに比べて何％かを検討すれば数値化することができます。なお、こうした数字は相対的な数字なので、人によって、その値は変わります。あくまでも自分の中で比較するための数値ですので、ご注意を。

○気のパワースポットを探す

探索したい場所の地図を用意します。「気の良い場所」とイメージしながら地図に気を当てます。共鳴する場所が気のパワースポットだと考えられます。パワースポットがどのくらいの範囲であるかも検討しましょう。その地図を元に現地に行ってみて、癒される場所であれば、そこは気のパワースポットの範囲内で、癒しを感じないところであれば範囲外だと判断できます。

○家の中のエネルギー的に悪い場所を探す

家の中にも悪い気、悪いエネルギーが滞っている場合があるのですが、その場所を探る方法があります。まず、家の間取り図を準備し、その間取り図に向かって「エネルギー的に悪い所」と意識しながら気を当ててください。気の共鳴する所が悪いエネルギーが留まっている場所だと判断します。

最近は住居のエネルギーを改善する方法に関していろいろと本が出版されています。それを元に何かを置くなどして悪いエネルギーが消えるよう検討してみてください。

○体調の悪い所を探す
人に向かって体調の悪い所と意識しながら気を当て、気が共鳴する部位が体調の悪い所と判定されます。これは写真でも可能です。

何かを食べたり、動いたりしてその気が消えるか検討してみてください。人から受けた感情などの強い思いや、亡くなった方が憑依していることもあります。

○医療に応用する
医療に応用する場合は、医療の知識を持っている必要があるので、注意が要りますが、実際に応用している私の経験を紹介します。

気当て診断を応用するためには、体調の悪い箇所の原因をさらに探っていく必要があります。例えば、痛みのあるところでヘルペスウイルスを検討するなどです。癌ひとつでも、癌遺伝子、癌の接着因子、ウイルス、水銀など種々の検討を要し、更にどの臓器なのか、転移癌ではないかなどと検討しながら、気の共鳴を感じ取り判定していきます。

○気当てリーディングの実際

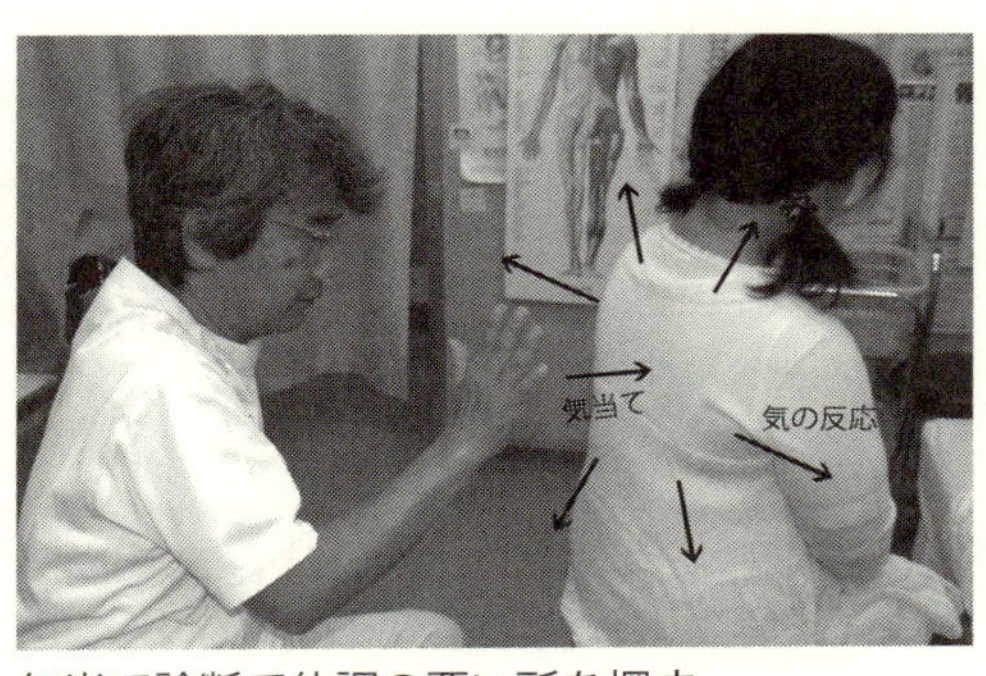

気当て診断で体調の悪い所を探す

気の共鳴反応があった時、もっと詳しい内容を読み取ることもできます。いろいろな条件をつけて、さらに気の共鳴が起こるかどうかを検討します。

例えば、人からの強い思いの共鳴があった場合、誰からかを検討したい場合は、「誰々の強い思い」と意識しながら気を当てると、それが合っていたら共鳴するのでその人だと知ることができます。

○良質の食材、美味しいメニューを探す

身体に良い、良質の食材を気当て診断法で探すことができます。その際、以下の三点を基準にして、それに適合したものを選ぶようにしています。

（一）免疫力を上げる作用がある程度以上ある。

（二）農薬反応がない（ネオニコチノイド（殺虫剤）は、別に検討を）。

（三）身体に悪影響するものの反応がない（添加物、病原菌、水銀、鉛など）。

普段のスーパーなどでの買い物以外にも、飲食店やレストランなどで身体に合った美味しいメニューを探すこともできます。実物が目の前にあれば、右記の食材選びと同じことに注意して良いメニューを選ぶことができます。実物がなくても写真だけでも検討でき、さらには文字だけでも可能です。料理の実物やメニューの写真を見ながら、右記の十分な共鳴反応があれば、それは身体に合った良いものだということになります。さらに「自分にとって美味しいか」と意識して反応があれば、美味しいものを食べることができます。

その他、良い食材を判断する際の詳細な点と、注意などを左記にまとめておきます。

（一）農薬反応なしと判定しても、さらに、ごくわずかな農薬と意識してチェック。

（二）良い食材と判定されても、油、乳製品は少なめに。
（三）お茶やコーヒーは、良い食材と判定されても多く飲むとカフェインの作用で頻尿になってしまう恐れがあるので飲みすぎには注意を。
（四）お酒は肝臓を強める反応が出る物を選びましょう。
（五）賞味期限切れの食材でも、良質食材条件をクリアすれば食べることが可能。
（六）卵は黄身のアスベストのチェックを、さらにサルモネラ感染のチェックを。
（七）寿司など、人が手を加えた食品は大腸菌チェックを。
（八）免疫力をあげる作用があると判定できる食べ物でも、農薬反応が出ることがある。
（九）ハチミツに農薬反応があることもあり。
（十）発酵食品は免疫力をあげる作用がかなり高いものを選ぶこと。
（十一）良質食材を食べると食後がスッキリした感じを味わうことができる。
（十二）良質食材を食べ続けていて良くない物をたまに食べると、気分不良になるなど次第に身体が良くない物を受けつけなくなる。
（十三）良質食品だからといって美味しいとは限らない。また、自分が美味しいと感じても他人は美味しいと感じない場合もある。

（十四）スパイスなどでは抗ウイルス作用のように薬効反応が出る食品もある。
（十五）料理する時良質食材を混ぜ合わせて相乗効果が出ることもあれば、減弱することもある。
（十六）水は浄水して、鉛、トリハロメタンなどが無くなるかチェック。
（十七）放射能汚染はセシウムをチェック。

実際にどんなものが良質食品か、いくつか紹介します。

・ぬちまーす塩

ぬちまーす塩の海水は、沖縄県宮城島の太平洋側から汲みあげているそうで、輸入した岩塩や天日塩、固結防止剤等の添加物、ミネラル溶出石等は一切使用してなく、宮城島の海水百パーセントで製造されているので、良質食品に含められるのだと思います。

・発酵カシス

カシスとは、日本では黒スグリと呼ばれるベリー類の健康果実のことで、このカシスを日本の伝統的な酵母醗酵技術を用いて仕上げたのが発酵カシスです。肩こりや体の冷え、さらに肌の色味・明るさの改善効果があり、四～五倍希釈で飲んだり、ヨーグルトやアイスクリームに混ぜて食べる方法もあります。（ちなみにヨーグルトでは、小岩井のプレーンヨーグルトが良質食品として挙げられます）

・有機生姜末
有機栽培された生姜を熱風乾燥し、微粉末にしたもの。有機生姜以外なにも加えてなく、香辛料（薬味）として各種料理などに利用できます。

・ＭＦＪメープルシュガー
カナダ・ケベック州に自生する砂糖カエデの樹液のみを原料に無添加で作られた、ＱＡＩ（国際有機認証機関）認定オーガニック製品です。精製していないメープルシュガーには、砂糖カエデが成長する為に必要な天然のミネラル類が豊富に含まれていて、特にカルシウムの含有量が豊富です。スタンダードな使い方としては、メープルの芳醇な香りを活かしたお菓子やパン作りですが、それ以外にも料理などに少量加えたり、コーヒーやホットミルクなどドリンクにも合うので、お湯で溶かしてひと煮立ちすることでメープルシロップとしても使えます。

・銀河高原ビール

岩手県和賀郡西和賀町の地ビールメーカー、株式会社銀河高原ビールが製造している「銀河高原ビール」というビールです。小麦を使用したヴァイツェンを中心に、ドイツ産の原料と地元の天然水を使用したビールで、熱殺菌やろ過をせずに活きたビール酵母を味わえるのが特徴で、体に良いものでありながらおいしく飲めるビールです。

・焼酎魔王

森伊蔵、村尾と並ぶ、スリーエムとしてプレミア焼酎として知られている魔王。原料は厳選された鹿児島の薩摩芋と米麹で、甘くて飲み飽きない穏やかな味わいと芋焼酎とは思えない華やかな柑橘系類の香りが口に広がるので女性にも人気があるそうです。

右記で紹介したビールと焼酎ですが、良質とはいえアルコールですので、飲みすぎには注意してください。

第六章　霊障改善法

○一般的な方法

・九字を切る

「臨・兵・闘・者・階・陣・烈・在・前」の九つの文字を唱えながら指で刀印を結んで切るという方法。この九字を切ることで、悪魔などの邪悪なものから守護し、悪なるものを切断するという方法です。

・護符

護符は中国に起源を発する霊符の一種で、和紙に守護をしてくれる力の宿った文字や図形が描かれているものです。護符は家に貼ったり、財布に入れておいたり、身につけて持ち歩いたりして良くないものから自分を守るために使われます。

・盛り塩

塩を三角錐に盛り、玄関先や家の中に置いて主に縁担ぎ、厄除け、魔除けの意味を持つとされているものです。盛り塩は家の中を邪気から守り、マイナスエネルギーが身体の中に入り込むことがなくなることで幸運をもたらしてくれると言われています。

・お経

お経はお釈迦様の教えで、大きく分類するとインドのサンスクリット語をそのまま漢字に音写した陀羅尼（だらに）、インドから伝わった経典の内容を漢文にしたもの、日本語で書かれている和讃があり、般若心経、法華経、阿弥陀経など様々あります。このお経を読むことで自分の煩悩を静め、心がヒーリングされます。

以上、挙げたのは一般的に行われている、悪なるものから自分の身を守るための方法の一部です。

○除霊と霊障ヒーリング（浄霊）

除霊とは憑依したゴーストを払い除けることです。除霊の場合、一時的に状態は改善するので、つい安心してしまいますが、時間が経つと浮遊しているゴーストがまた憑依してきます。

一方、霊障ヒーリングとは彷徨えるゴーストを癒し、霊界と言われる本来の行くべき所へ送ることです。一度、霊障ヒーリングすると再度憑依されることは殆どなく、根本的な霊障改善法と言えます。

一般的に、ゴーストが霊界にいくことを、成仏とか昇天すると言いますが、本当にあの世があるのでしょうか？　私は次のように考えてみました。

量子物理学によると、素粒子は消えたり現れたりしています。また、真空には物質的なものは何もないですが、エネルギーは充満しているそうです。

これをゴーストに当てはめて考えてみました。

死後の世界、霊界では次元が高いほど気のエネルギー粒子が細かくなり、存在は希薄に感じられます。例えば、高次元の神様はその存在が分かりにくく、普通の人には感知し難いのです。

逆に、人間に近くあまり次元の高くないゴーストはエネルギー粒子が粗く、人間には感知し易いのです。素粒子は物質の最小単位ですが、現れたり消えたりしていることから迷えるゴーストは素粒子でできているのではないかと思うようになりました。

霊障ヒーリングするとどうなるか観察してみると、天には昇らず消えてしまう感じがしました。それはおそらく霊障ヒーリングされてエネルギー状態が高くなると、次元が上がり、消えてしまうからなのではないでしょうか。

このように、エネルギー状態が高まって次元が上がり、三次元から消えることが霊界に入ることだと私は考えました。

○天賜気功法(てんしきこうほう)

第五章で気当て診断の話をしました。何かを意識して対象に気を当てると、意識したものに共鳴するものがあれば気は跳ね返り、無かったら跳ね返らないという診断方法です。では天に向かって気を当てるとどうなるのかと思って実験したことがあります。そうすると、自分の意識に応じて天から気が返ってきました。違う意識を送ってみると返ってくる気の感じも変わります。元気と意識すると、熱いエネルギーが返り、癒しと意識すると涼しげなエネルギーが返ってきました。このように意識に応じた気のエネルギーを天空からもらうことを「天賜気功法」と命名しました。意識を変えれば様々な気を天からもらえます。

例えば痛みがある時、「この痛みを和らげる気エネルギーをください」と意識しながら天に向かって意識を送ります。一呼吸おけば手のひらに暖かい気エネルギーが天から送ら

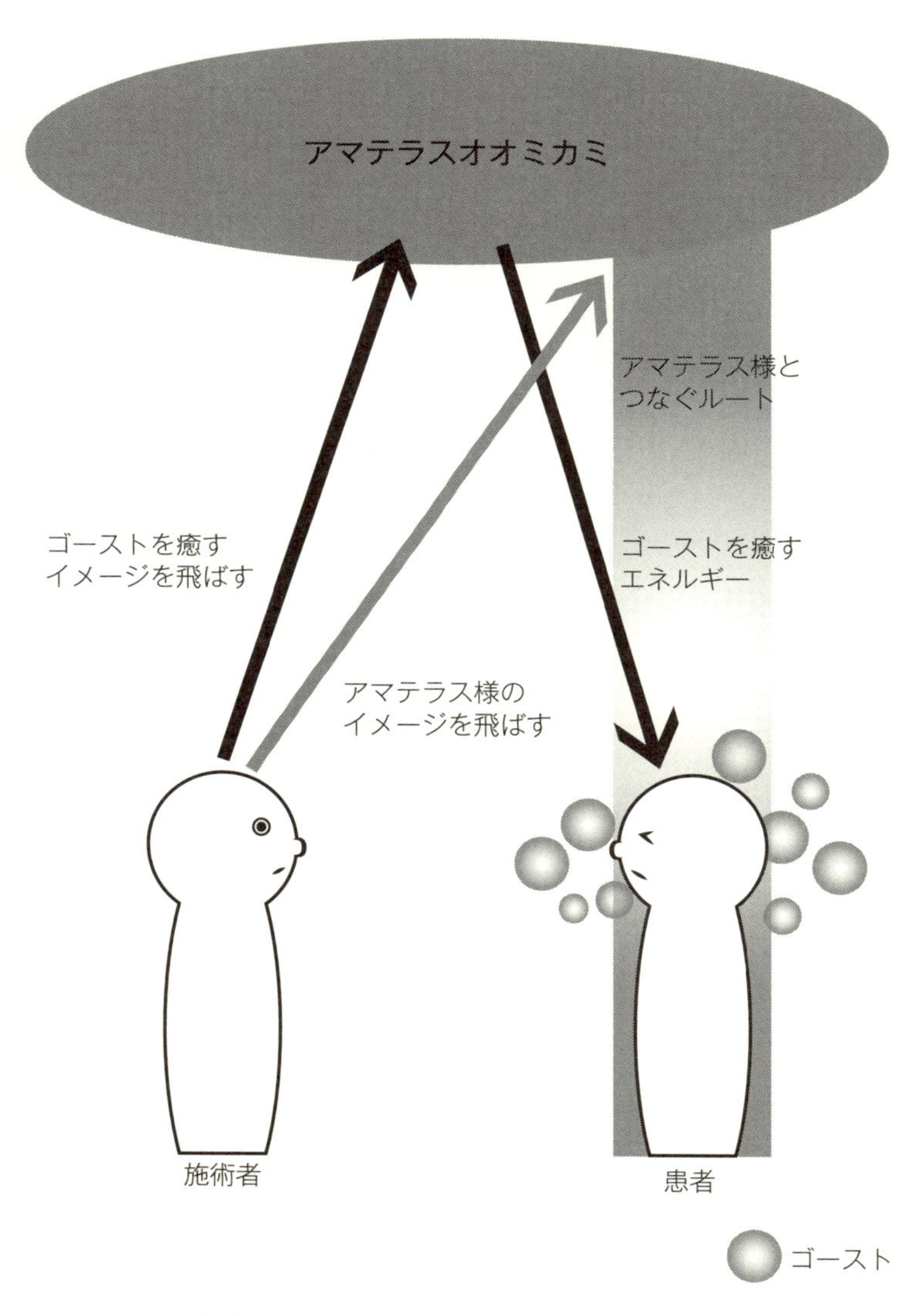

天賜気功法による霊障ヒーリングイメージ

れてくるので、それを直接痛みのあるところに送ると痛みは和らぐというものです。天に向かって意識する内容を様々に応用しながら、クリニックでは患者さんへの治療を行っています。

○ゴーストを癒す気を降ろす

ゴーストに対しては天賜気功でどのように意識すれば良いのでしょうか？

まず思いついたのは、「ゴーストを消す、ゴーストを取り除くと意識する」ということでしたが、それだとゴーストが身体から抜けても近くの空間に浮いているだけで、完全に霊障ヒーリングできません。

ではどうすれば良いのか、そこで思いついたのが「ゴーストを癒す」と意識することでした。そう意識しながら返ってくる気エネルギーを、浮かばれないゴーストに入れていくとゴーストは完全に消えました。

ゴーストが霊界にいけないのは悩みや諸々のマイナスエネルギーがあるからで、それが解消されたら自然と霊障ヒーリングできると思われます。

霊障ヒーリングで大切なことは、ゴーストが持っているマイナスエネルギーを無くすこと、天へのルートを作っておくことです。向かう先は、私はアマテラス様など霊格の高い神様にしています。そこに意識を飛ばして返ってくるエネルギーを柱として、そのルートに乗るようゴーストに伝えます。ゴーストがうまくそのルートに乗ると、一瞬で霊界にいきます。稀にゴーストが疲労していると、癒されてもルートに乗れないことがあるのですが、そんな時はゴーストが元気になるようエネルギーを補充してあげる必要があります。

○ゴーストを癒す気の入ったスプレー

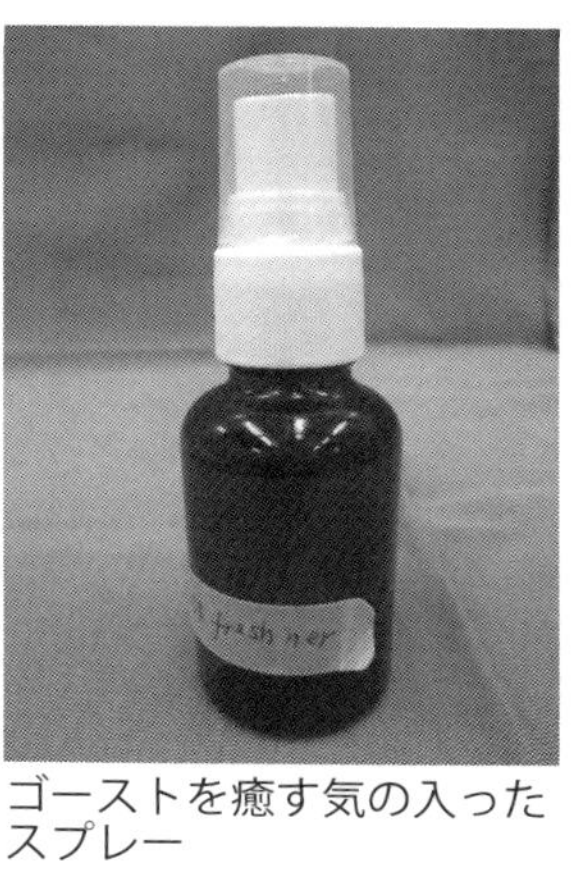
ゴーストを癒す気の入ったスプレー

これまでに述べた方法は、気エネルギーを使う気功法です。しかし、誰もが気功を知っているわけではありません。そこで、気功を知らない人でもできるように、ゴーストを癒す気の入ったスプレーを作ってみました。霊障ヒーリングのための、気エネルギーを焼酎に溶かし込みます。これだけでも効果はありますが、さらに効果がありそうな、タンカレージンと数種類のアロマを混ぜて効果を上げました。浮遊しているゴーストには、このスプレーで霊障ヒーリングが可能に。体内に入り込んだゴーストにはスプレーだけでは効果がなく、同じエネルギーを溶かしたオイルを塗ってもらい、このオイルが皮膚を通して身体に取り込まれると身体中のゴーストを癒します。

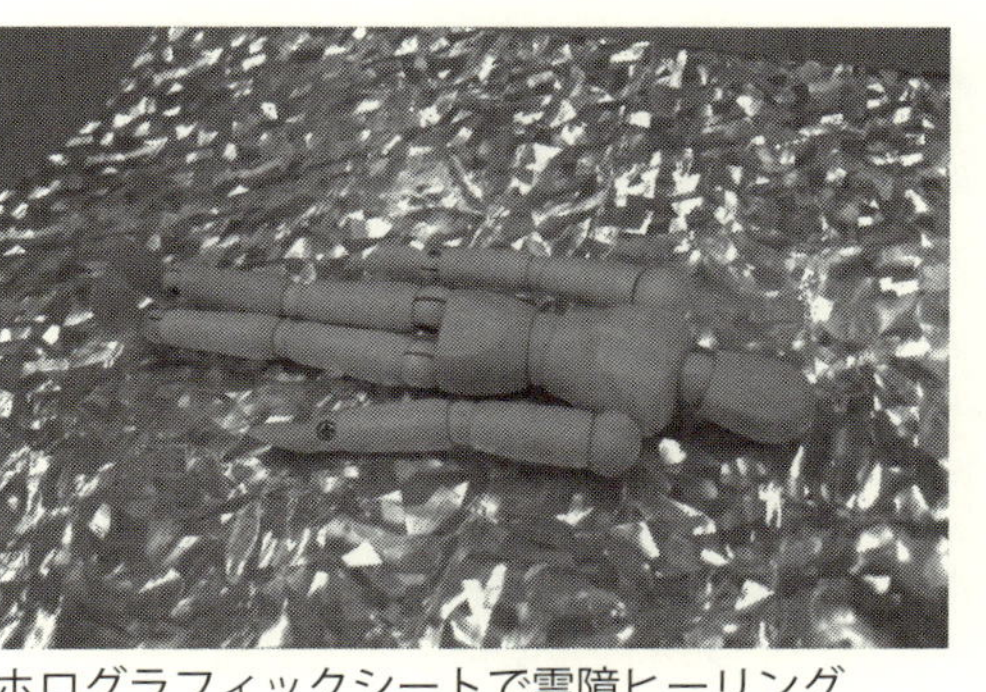
ホログラフィックシートで霊障ヒーリング

さらに深部に潜むゴーストにはオイルでも効果が少ないのです。その場合は、ゴーストを癒す気を天から取り寄せて、ゴーストが潜む体の奥に直接入れます。ただし、この方法だと時間がかかるので、これを解消するために「人形（ひとかた）」を用います。神道などでは紙で作った人形（ひとかた）に自分や家族、友人の名前と住所を書いて分魂を宿らせ、お焚きあげして罪穢（けが）れを払うのですが、私は紙ではなく人形（にんぎょう）を用いています。憑依された人の情報を人形に転写し、霊障ヒーリングのための気エネルギーをホログラフィックシートに入れます。そのホログラフィックシートの上に先ほどの人形を置いてから約十五分で霊障ヒーリングが完了します。

○霊障ヒーリングをシンプルに考えてみる

私が行っている霊障ヒーリングを簡潔に言えば、ゴーストを癒し、霊界に向かわせることです。そのために気のエネルギーを使います。ゴーストは悩みや囚われがあると、なかなか本来行くべき所である霊界へ行けません。そうしたマイナスのエネルギーが無くなれば、霊障ヒーリングできます。まるで、悩みの重さが外れ軽くなり、自然に浮いてくるようなものです。

○遠隔での霊障ヒーリング

以前、霊障で相談に来られたKさんが、あまりにもしんどくて来院することができないと電話で伝えてこられました。おそらく霊障が原因だろうと思い、Kさんの家の間取り図でゴーストの反応がないかチェックしてみると、案の定ゴーストが家の中にうようよいるのが分かりました。Kさんの写真を送ってもらってチェックすると、やはり本人からもゴーストの反応がたくさんありました。

来院できないのであれば仕方がありません。Kさんからの依頼もあったので、これまでにやったことがなかった遠隔での霊障ヒーリングを試みることに。

Kさんを意識しながら、目の前にいるのと同じくいつも通り霊障ヒーリングを行い、それから数時間後、体がだいぶ楽になったと連絡がありました。それでもまだ多少はしんどいとのことでしたが、翌日にはすっかり改善されたそうです。

遠隔での霊障ヒーリングもできるんだなあと嬉しく思っていたところへ、もっと嬉しい話が入ってきました。Kさんには中学生の息子さんがいるのですが、Kさんが霊障のせいでしんどくなっていた頃、息子さんもやる気がなくなっていて、予定していた合気道の試合にも参加したくないと言っていたそうです。ですが、Kさんを遠隔で霊障ヒーリングした後から、急に試合に出ると言い出し、当日は大学生を相手にしながらも、なんと三戦三勝！　これには、Kさんも息子さんも躍り上がらんばかりに喜んだとか。この話を聞いて私も我が事のように嬉しくなりました。

○地域の霊障ヒーリングにトライ

冒頭で母の霊障を述べましたが、その後何年も良い調子でした。しかし母の調子が一ヶ月程、良くないというので見に行ってみると、何週間か前に風邪を引いて調子が悪くなり、疲れやすく食欲も少なくなっていました。風邪の後遺症やその他、いろいろ原因はあるでしょうが、ひとつの原因は霊障で、母に何体もゴーストが憑いていたのです。実家の家もチェックしてみたところ、ゴーストの反応があり、さらに実家の近くの地域にも反応がありました。

地域全体の霊障ヒーリングをするとなると範囲が広く、時間がかかる上に充分なほど出来ないと思っていました。これまでの私の勧める霊障ヒーリング法は、本人のヒーリングと霊障予防、シーサーによる地域の霊障が家に侵入しないようにという予防を指導する程度でした。

ですが、母の霊的環境を良くしたいという一念で、初めて地図をコピーしてヒーリングシートに乗せ、地域の霊障ヒーリングに挑戦してみました。地図をヒーリングシートに乗せた途端、マイナスのエネルギーが湧き上がってくるのを感じたので、ゴーストが自分の部屋に入って来ないよう防御しながらベランダに出しておきました。四十分ほどしたら、どうやらマイナスエネルギーが出なくなったようで、地図でその地域をチェックしてみるとゴーストの反応も無くなりました。

さて、霊障ヒーリングをした後、母の調子はどうなったのか？　霊障ヒーリングをした

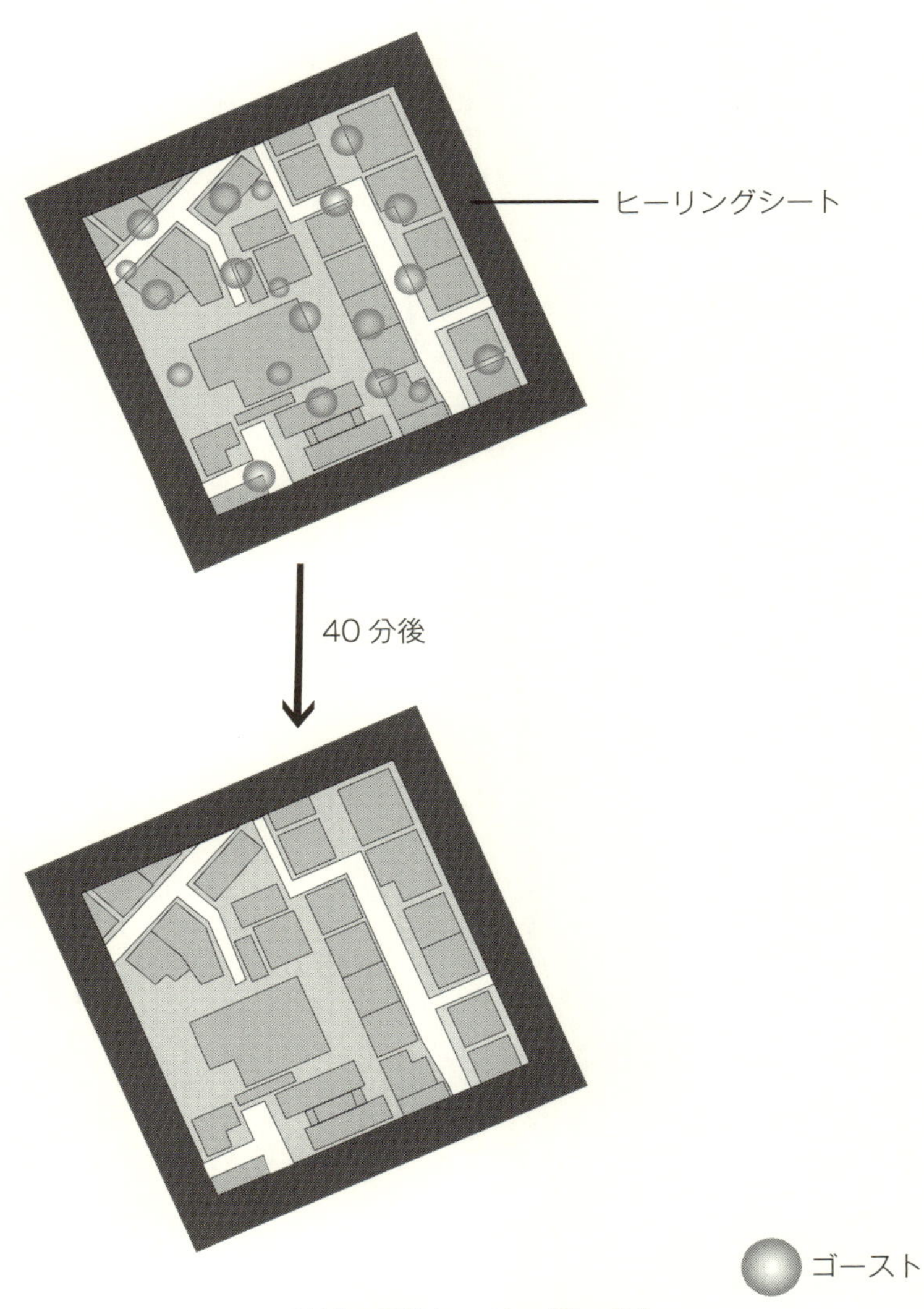

地域の霊障ヒーリングに成功

翌日に電話をしてみると、出歩けるほど体調が良くなったようでした。それから数日後、体調は凄く改善し周りの人からも明るくなったと言われたという連絡がありました。嬉しそうに電話越しで話す母の声を聞いて、ようやく安心することができました。一ヶ月程体調が悪かったにも関わらず、明らかに症状が改善したようです。しかも数日の経過でしたので、霊障ヒーリング効果があったのだと思います。

霊障によって体調が悪化した時、数日後に霊障ヒーリングの効果を自覚されることが多いです。それは、霊障によって身体の機能まで害され、霊障ヒーリングをしてうまくいっても、身体機能の回復に数日必要だからです。母の場合も機能回復に数日を要したと思われます。

○霊障ヒーリングはプラシーボ（偽薬）効果か？

霊障ヒーリングが単なるプラシーボ（偽薬）効果ではないかと思う人は多いと思います。私の霊障ヒーリング法は一種のエネルギーワークで、エネルギーワークそのものが何だかプラシーボ効果に見えます。ましてや意識を持ったゴーストに効果があるとは、傍で見ていても実感がないため眉唾と思えてしまうのは無理ありません。しかし、以下のような事実から、私は決してプラシーボ効果だとは思えないのです。

一つめは、動物でもきちんと反応すること。ゴーストが居る所には犬や猫は行きたがりません。ゴーストが霊障ヒーリングで居なくなるとそれまで入りたがらなかった部屋にも普通に入るようになります。ちなみに犬は、ゴーストが居るところでよく吠えます。霊障ヒーリングでゴーストが減ると犬はあまり吠えなくなります。犬や猫など、動物にも効果があるのはプラシーボ効果ではないでしょう。

二つめは、遠隔で本人に知らせずに霊障ヒーリングしても効果が出るということ。いつも喧嘩口調で話す人を気当て診断してみると、霊障の診断が出ました。その人に知らせずに遠隔で霊障ヒーリングしてみると、たった一日で性格が穏やかになったことがありました。

また、他のケースでは、ひどい倦怠感を訴えてこられた方を遠隔からの霊障ヒーリングで、一日で改善させることができました。本人に知らせずに遠隔で行ったため、プラシーボ効果だったとは考えられません。

三つめは、右記の例が再現性をもって一日ほどで改善しているということ。こうしたケースはこの二例に限らず多数経験しました。

四つめは、次のようなケースからです。

原因不明の倦怠感を起こし、安定剤や漢方薬の投与もしたのですが、十分な効果がみられなかったという方がいました。その方はさらに、ゴーストの仕業だと言われ何度か、他の方から「浄霊」を受けました。費用は数十万円とかなりの高額を支払ったそうです。ところが改善することはありませんでした。もし、プラシーボ効果であれば、それ程の高額な金額を出したという思いで改善したと思われます。

一方、私がその方に霊障ヒーリングを行ってみると、霊障の反応は消え、完璧に症状も改善しました。因みに、このケースではおそらく、私の前にこの方を「浄霊」した人が、上手く出来なかったのだと思われます。

右記の症例やその他のケースでも霊障ヒーリングをすると短時間のうちに改善します。しかも同じ人で何度もそうした改善がみられ、再現性もあります。以上のことから、霊障ヒーリングがプラシーボ効果でないと思います。

目に見えない気は、まだまだ科学的には認められていません。その意味では霊障ヒーリングを含めて、ヒーリングなどもプラシーボ効果ではないと明確には言えません。ただ、こうした場合も術者はきちんと気を感知して治療に当たっていて、でたらめなことをしているわけではないのですが、万人に納得できるような説明ができないのです。これは、何も私だけに限りません。イギリスでは、ヒーリングは病院でも医師と共同で保険適応となっていますが、歴史的に見てもすんなりと認められたわけではありません。ハリーエドワーズなどの優秀なヒーラーが大衆の面前でヒーリングをして、改善してくるのを見せたなどの経緯がありました。その結果、ヒーリングにも保険が適応されるようになったのです。もっともこの場合も病状の改善だけで、ヒーリングがどのようなメカニズムなのか、科学的に証明されたわけではありません。

自分の中では、きちんとチェックして行っていますが、それは世間的には理解されないかもしれません。改善する症例の積み重ねと、気のチェックからでも、効果が出る理由を考察するしかありません。ただ、逆にプラシーボ効果であるともなかなか言えない内容です。今の科学では説明出来ないこと、としか言えません。

世間では中身を検討せず、頭ごなしにそんなはずはない、あり得ないと突っぱねる方がいます。そんな方には百歩譲って、プラシーボ効果であると言われても、科学的に証明できない以上、個人的にはプラシーボ効果と言われても構わないと思っています。原因がよく分からない、なかなか治らなかった症例が、私のクリニックに行けば短期間のうちにプラシーボ効果なのか何か分からないけれど治してくれる、そう思われても構わないのです。理屈よりも患者さんが治り、笑顔を見せてもらえることの方が私には喜びなのです。明確に証明することはできませんが、霊障ヒーリングという行為によって短期間のうちに改善する人が何人もおられるので、今後も続けていこうと思います。

「浄霊」をしている人には信頼できる人もいるでしょうが、単なるお金儲けのためにいい加減なことをしている人も多い分野です。そういう意味では、プラシーボ効果ではないといっても、「浄霊」には疑いの目で見ておく必要はあります。

第七章　霊障の症例

○日常生活での霊障　～ゴーストの憑依～

ゴーストが憑依して霊障を起こすと記しましたが、ゴーストが存在する所なら日常的にどこでも憑依されます。よくマイナス思考をしているとゴーストに憑かれやすいと言われますが、マイナス思考をしていなくても、歩いていて道すがら憑依されることがあります。特にお墓や、じめじめして薄暗い不気味な所ではゴーストが多く、憑依されやすいのです。また、ゴーストに憑依された人がそばにいると、その影響を受けることもあります。

霊障は、身体エネルギーが頑強ならすぐに跳ね返すこともできるのでしょうが、身体が弱っていたり、憑依されやすい体質だとなかなか改善しないものです。具体的にどういうことが霊障なのか、私の患者さんのケースを通してご説明します。

〈ケース一　Aさんの場合　～自宅での憑依～〉

クリニックに来院される方の中には、私が霊障に関する診断ができるという噂を聞き、相談に来られる方もいます。ある日クリニックを訪れたAさんは、神妙な面持ちで診察室に入ってきました。

「先生、霊障の診断ができるというのは本当ですか？」

信じたいが疑わしい、そんな目をこちらに向けるAさんに、私は笑みを浮かべながら何事もないように答えました。

「本当ですよ」

「本当、なんですか？　噂で聞いただけだったので、来るか来ないかずっと迷っていたんです。でも、やはり一度診て頂きたくて」

Aさんは表情を少し和らげて、俯き加減に話されました。

「どうされたのですか？」

「実は最近、毎日のようにトラブルが起きるんです。仕事でも、家でも、どこにいても何をしていても、私の周りで色んなトラブルが多発するもんだから気味が悪くて。知人から悪い霊に憑りつかれているんじゃないかと言われて、その人から先生のことを聞いたんです。一回診てもらった方がいいと言われまして」

元気のない声で言うAさんを、早速気当て診断法で意識体の反応をチェックしてみることに。すると、やはり意識体の反応がありました。そこで、Aさんの家の中も間取り図を使って意識体をチェックしてみました。気当て診断法でゴーストと意識しながら間取り図の上に手を置き、気の跳ね返りをチェックしてみるとゴーストの反応がいくつもあり、家

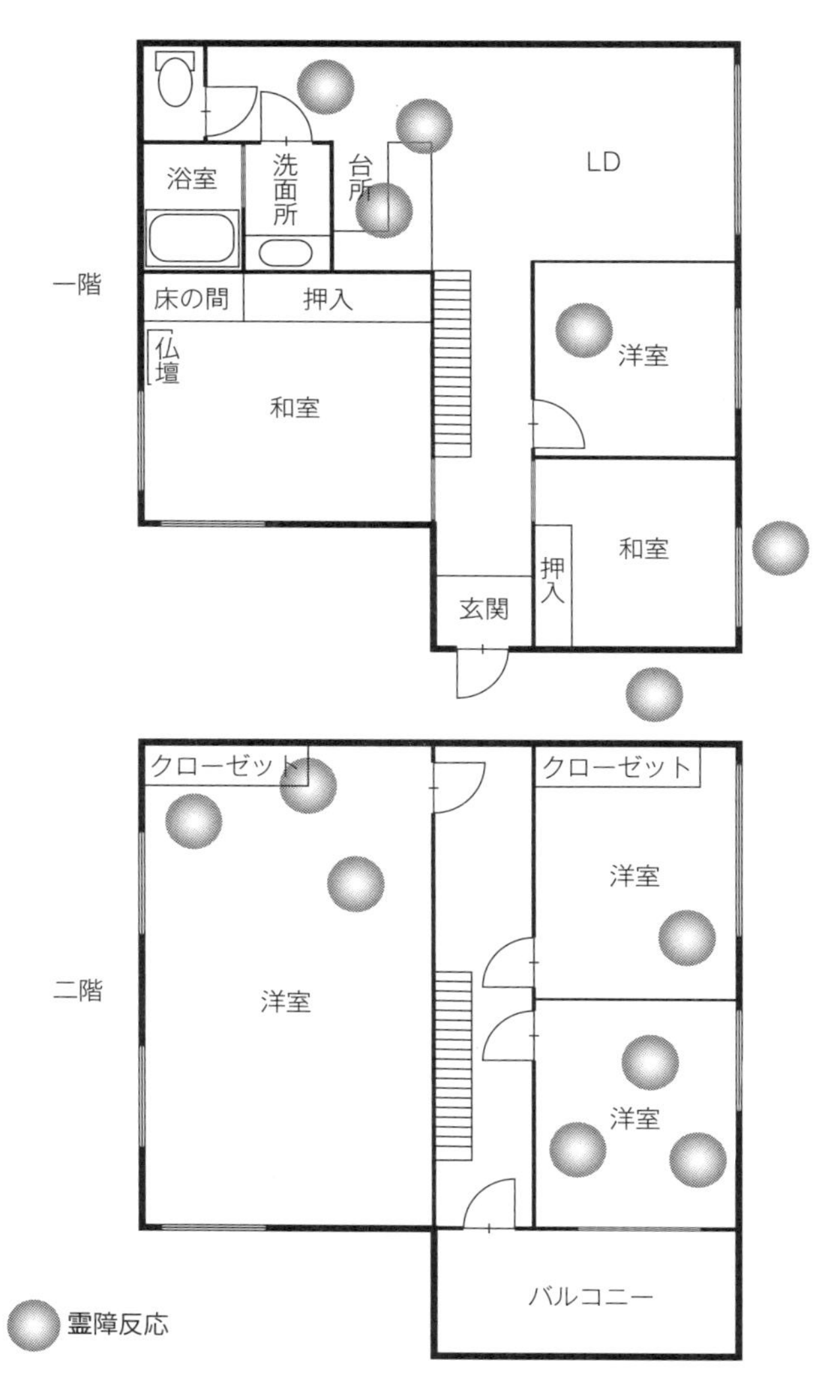

間取り図でみたゴーストの反応

の至る所にうようよと何十体もいました。Aさんはどうやら、家の中にいるこのゴーストたちに憑依され、そのせいで様々なトラブルが起こったと考えられます。

また、家族全員に倦怠感があり不眠を訴えて来られた患者さんがいました。この方の家をチェックしてみると、Aさん同様、家の中にいるゴーストの反応が多数あったのです。

このようなケースでは近くにお墓やゴーストの巣窟のような家があり、その辺り一帯にゴーストが流れ出し、その流れに沿ってゴーストが家の中に入り込んで居座ることが多くあります。そうして家の中で憑依され、霊障に悩まされることがあるのです。

〈ケース二　Bさんの場合　～隣家からのゴースト～〉
十年ほど前に、今住んでいるマンションに引っ越したところ、それ以来ずっと良くないことが続いていると、Bさんがクリニックに相談に来られました。どうやらBさんも噂で、私が霊障診断ができると聞いて訪ねて来られた様子。まずはBさんに憑依している意識体を気当て診断でチェックしてみると、ゴーストの反応があり、家の中も間取り図でチェックしてみると、やはりゴーストの反応が。そのことを伝えると、Bさんは納得した表情で今まで続いてきた良くないことについて話されました。

「やっぱりゴーストのせいだったんですね。おかしいと思ったんですよ。体は不調になるし、トラブル続きで裁判になることが何度もあるし。それに、勝訴したのに賠償金ももらえずに、未だに続いている裁判もあるんですよ」

「それは大変ですね。Bさんに憑依しているゴーストと、家の中にいるゴーストを霊障ヒーリングしましょう。ところで、Bさんのお宅の近くで、何かトラブルが起きたりしてませんか？」

そう聞くと、驚いたように目を丸くされました。

「何で分かったんですか？　確かに最近隣の部屋で、警察沙汰になるような家庭内トラブルが起きたんです。怒鳴り声が聞こえてくることもよくあって、大変でしたよ」

そこで隣の部屋も間取り図で気当てチェックをしてみたのですが、なんと隣はゴーストの巣窟でした。どうやら、隣の部屋からゴーストがBさんの部屋に入って来ていたようでした。Bさん自身と部屋の中を霊障ヒーリングし、隣からゴーストが入ってくる方向に鏡を置いてゴーストを防ぐ方法を教えはしましたが、それでもまたゴーストがいつ部屋の中に入ってくるか分かりません。そこで、「一番確実なのはその場を引っ越すこと。ですが、転居する場合は自分の住む所だけでなく、近隣に霊的異常がないかチェックすることが大切です」Ｂさんには最後にそうアドバイスをしました。

○何度も交通事故を起こした症例

クリニックで取引している薬問屋の社員、Ｃさんはこれまであまり事故を起こしたことがなかったのに、数週間のうち続けざまに何度も事故を起こし、「何か憑いているのではないか」と相談をしに来られました。Ｃさんを気当て診断法でチェックしてみると、Ｃさんの心配どおりゴーストの反応がありました。ゴーストによって事故を起こしてしまうこともあるのだなと思っていたところ、なんとＣさん以外にも同じように事故を立て続けに起こしてしまったという患者さんがその後、何人も来院されたのです。その患者さんたちには全員ゴーストの反応が。天賜気功で患者さんたちのゴーストを霊障ヒーリングすると、表情が明るくなり、それから以降は事故を起こさなくなったそうです。このケースはおそらく、ゴーストが憑依することで、判断力や動きが鈍くなり、事故が起こりやすくなったと考えられます。

○お金や物が無くなる

倦怠感を訴え、来院されたDさんが「留守や寝ている間に物が無くなることが最近多いんですよ」と言うので、「泥棒に入られてるんですか？」と冗談交じりに返したところ、考えもしなかった答えが返ってきました。

「違うんですよ。これはゴーストの仕業なんじゃないかって思うんです」

Dさんは声を潜めるようにして囁くような声で言いました。しかし、いくらゴーストが人間にとって良くない影響を与えるにしても、まさか物をどこかにやってしまうなんてことはありえない。単なる勘違いか物忘れだろうと内心思いつつ、Dさんはスピリチュアルなことに興味のある方なので霊障の話をし、Dさんを安心させるためにもゴーストの反応があるかどうかチェックをすることに。しかし、Dさんには普通の人よりも多いゴーストの反応を感じました。これはもしかして……と不安になり、Dさんの家の間取り図で家の中のゴーストの反応をチェックしてみると、家の中にも同じくゴーストの反応が！ 霊障ヒーリングはしましたが私はこの時、やはりゴーストが物を隠したり、どこかにやったりすることなどないと思うんだけど、と半信半疑の状態でした。ですがDさんの後にもう一人、同じように物やお金がなくなるという方が現れ、まさかと思ってチェックしてみると、その方自身と家の中にゴーストの反応があったのです。

ゴーストの反応がある二人の方が共通して物が無くなるという経験をしているのを目の当たりにして、「ひょっとしたらゴーストの仕業というのはあながち間違いではないのでは。いや、むしろ事実かもしれない」と考えるようになりました。実際、お二人ともゴーストの反応が無くなると、物が消えることもなくなったそうなのです。こうしたケースは信じがたいですが、あり得ることなのかもしれません。

○突き飛ばされたケース

ある日、私にとってはまたもや信じ難いケースと出会いました。

Eさんは糖尿病のため受診に来られていたのですが、その日は娘さんと一緒に来院されました。

「先生、うちの娘を診てやってください」

どこか焦っているように早口で言うので何か重い症状なのかと思い、まずはEさんをなだめなければとなるべく落ち着いた声で話しかけました。

「Eさん、落ち着いて私に詳しく話してください。私が何とかしますから大丈夫ですよ。

娘さん、どうしたのですか？」

娘さんの方をちらっと見てみたのですが、俯いて押し黙っているだけでどこか痛いといった様子ではありません。これは霊障の方かと気付き、なんとか落ち着きを取り戻したEさんから詳しく事情を聞いてみることにしました。

「娘が、毎晩夜中に突き飛ばされるって言うんです」

「突き飛ばされるって誰にですか？」

不審に思って聞いてみると、言わなくても分かるだろうとばかりにEさんに睨まれ、まさかと思いながら口に出してみました。

「ゴースト、ですか？」

「そうです」

大きく頷くEさんの顔は真剣そのもの。娘さんは相変わらずじっと黙って俯いているだけ。ゴーストが人を突き飛ばすなど聞いたことがなかったので、にわかに信じられずに思わず聞き返してしまいました。

「本当ですか？」

「本当かどうか調べるのはそっちの仕事でしょ！」

突然大声でヒステリックに怒鳴るEさん。娘さんはその声にビクッと反応をしましたが、何も言いません。私ははっとなって、Eさんを見つめました。顔を真っ赤にして肩をいからせるEさんに案の定ゴーストの反応があるのが分かりました。

じっと押し黙った私を訝(いぶか)しがるように眉を寄せるEさんに、私は真剣な顔をして重病患者に病名を告げるかのようにこう言いました。

「やはりゴーストの仕業かもしれません。あなたにたくさんのゴーストの反応があります」

Eさんは目を見開いて驚き、唾をのみ込み、「私にも憑いているってことですか」と深刻な顔で聞いてきたので頷くと、今までの怒りの態度が一変して「お願いします、なんとかしてください」と頭を下げるのでした。私は頭を上げさせて、大丈夫ですからと言いながら、まずはEさんの霊障ヒーリングをしてから、娘さんをチェックすると、やはりゴーストの反応があり、霊障ヒーリングしました。霊障ヒーリングが終わるとEさん母子は、憑き物がとれたようなホッと安心した顔になり、ずっと黙っていた娘さんが初めて口を開いて「お母さん、なんか軽くなった感じがする！」と言うのでした。Eさんの方も娘さんの笑顔を見て嬉しそうな顔をして「ありがとうございました」と頭を下げました。

ゴーストに突き飛ばされるという症例が今までなかったので、娘さんにどういう風に突き飛ばされたのか聞いてみました。

「ベッドで寝ている時に、何かに押されてベッドの下に突き飛ばされたんです。最初お母さんに言った時は寝ぼけてたんだよって言われて、そうだったかもしれないって思ったんですけど、でも次の夜も同じことがあって、なんか怖くなってきちゃったんです。それに、ベッドから落ちると体中痛くて」

腕や脚をさすりながら言う娘さんに代わって、今度はEさんが話を続けました。

「頭を打ったこともあるんですよ。私も寝ぼけているにしては変だなと思って、それに危ないからベッドじゃなくて布団に寝るように言ったんです。そしたら布団でも同じようなことが起きたんです。何かに押された感じがして、布団から離れた床に転がっていったんですよ。それでもう眠れなくなって、橋本先生に診てもらったらどうにかなるかもしれないって聞いて来てみたんです」

娘さんの顔をよく見てみると、確かにくまが目の下に深くできていました。本当に大変だったんだなあと思ったのですが、実際にゴーストの仕業なのかはっきりとしたことは分からないので、何かあったらまた来てくださいということで、この日は帰ってもらいました。

それからしばらくして、またEさん母子がクリニックを訪れ、「霊障ヒーリングして頂いてから何事も起きなくなりました。ありがとうございました」とお礼を言いに来られました。ああ、良かったと私もようやく胸を撫で下ろすことができました。

この話を聞いて映画「エクソシスト」を思い出しました。悪魔に憑りつかれた少女を二人の神父が、エクソシスト、悪魔祓いとして悪魔と対峙して少女を救うというストーリーの映画です。映画では悪魔の仕業となっていますが、この場合はゴーストによるもののようです。こんなことが本当にあるのかと密教の僧侶、阿闍梨に尋ねたところ十メートルくらい飛ばされたケースもあったそうです。本当に驚きです。

○夫婦喧嘩が絶えなかった霊障のケース

Fさんは打撲のため来院されていました。その方の腕に来院される度、痛々しいあざがあったので、シップを貼ったり、鎮痛剤を処方したりしたものの、何故こんなにも毎回あざができるのか尋ねてみました。

「そのあざは、どうされたんですか？」

Ｆさんは力なく笑ってもごもごと口を動かしながら答えてくれました。

「主人との夫婦喧嘩が絶えないせいなんです」

「夫婦喧嘩にしては、激しいんじゃないんですか？」

不安に思ってきくと、「はあ、まあ」と曖昧に答えを濁されました。

弱々しい姿に心配になったものの、夫婦問題に首をつっこむことがためらわれ、それ以上は何も言えずじまい。ですが、Ｆさんがまた来院された時、今度は新しいあざが目立って以前より痛々しげに見えました。

「Ｆさん、またご主人と喧嘩したんですか？」

「はい。でももう、今度のことは耐えきれなかったから、訴えるんです。だから、そのための診断書、書いてください！」

痛々しい姿とは裏腹に、目に強い意志を込めてこちらをじっと見つめてきました。私は訴えたくなるほど酷い夫なのかと憤怒して診断書を書きました。

その後、Ｆさんのご主人が高血圧のためクリニックを来院されました。この人があの酷い夫かと思っていましたが、実際に話してみると奥さんに暴力を振るうような人には見えない優しそうな方でした。ご主人に奥さんとの仲を聞いてみると、少し言いにくそうにしながらも奥さんとのことを話してくれました。

「妻とはあまりうまくいってません。妻は、なんていうか、ちょっと普通じゃないっていうか、普段から精神的に不安定なんですよ。恥ずかしながら」

「精神的に不安定、ですか」

「はい。前にも、私が大事にしている鞄をいきなりベランダから放り投げようとしたんです。その時、喧嘩して言い争っていたわけでもないのに、理由もなく突然にそんなことをするもんだから、さすがに耐えきれなくてつい手をあげてしまって……」

私は以前からこの夫婦に霊障の気配を感じていたので、ご主人から話を聞いてようやく夫婦喧嘩の原因がはっきり霊障だと分かりました。とはいっても、霊障のことをよく知らない、霊障のせいだと思っておられない方にこの話題を唐突に切り出すことはできません。いつかこの話をしなければと思いながら機会を伺っていました。

するとそのうち奥さんから、「何か憑き物でもあるのでしょうか」と聞かれました。以前からそれを感じていたと伝えたところすぐに納得され、奥さんの体に憑いているゴーストを霊障ヒーリングし、霊障を改善するための漢方薬、桂枝加竜骨牡蛎湯（けいしかりゅうこつぼれいとう）を飲んでもらい、家の中も霊障ヒーリングしました。それ以来、夫婦喧嘩は次第になくなっていき、今では以前のようなことはまったく起こらなくなったそうです。

霊障があるとちょっとしたことでも精神的に不安定になります。この夫婦の場合も、特に奥さんが精神的に不安定になったのだと思います。ご主人も多少なりとも精神的に不安定になり、奥さんの突発的な行動を抑制するために暴力まで振るってしまったと思われます。桂枝加竜骨牡蛎湯（けいしかりゅうこつぼれいとう）によってゴーストが癒え、さらに家の中にいる霊をヒーリングすることで夫婦仲が改善したケースです。

○お墓にはゴーストが多いのかも

Ｇさんは、疲れが取れず深い眠りにつけないと訴えられて来院されました。私は見ただけで、霊障が原因だと分かったのでそのことを伝えました。Ｇさんは、クリニックで行っている霊障講座に参加されている方なので、躊躇（ちゅうちょ）なく霊障のことを伝えることができたのです。

早速ゴーストをチェックしてみると、案の定Ｇさん自身にゴーストの反応あり。そして念のため家の中もチェックしてみると、家の中にも同じく反応がありました。しかし、家の周辺にもゴーストの反応がたくさんあったので、もしかしたらそのゴーストたちがＧさんの家の中に入って来ているのではと思い、間取り図を使って気当て診断法でチェックをしてみました。すると、家の中に住み着いているゴーストは、外から入って来ていることが分かりました。

入って来ている方向を調べてみると、そこにはお墓がありました。お墓からやってきたゴーストが家の中に入って来ているのだと気付きました。そこで、お墓のある方に鏡を置き、そこから来るゴーストをブロックして家の中のゴーストをヒーリングしたところ、Gさんは疲れも取れて良く眠れるようになったそうです。

ゴーストで悩む人が住んでいる近所を調べてみると、お墓があるケースは多いのです。ゴーストはそこから拡散してGさんのケースのように家にも入って来るので、このような場合はゴーストが入って来る方向に鏡やシーサーを置いてブロックします。もちろん、家の中のゴーストもヒーリングする必要があります。

○隣が空き家になって悪化した

先ほどのGさん、一時期は改善していたのですが、ある時からまた同じような症状が出始めました。

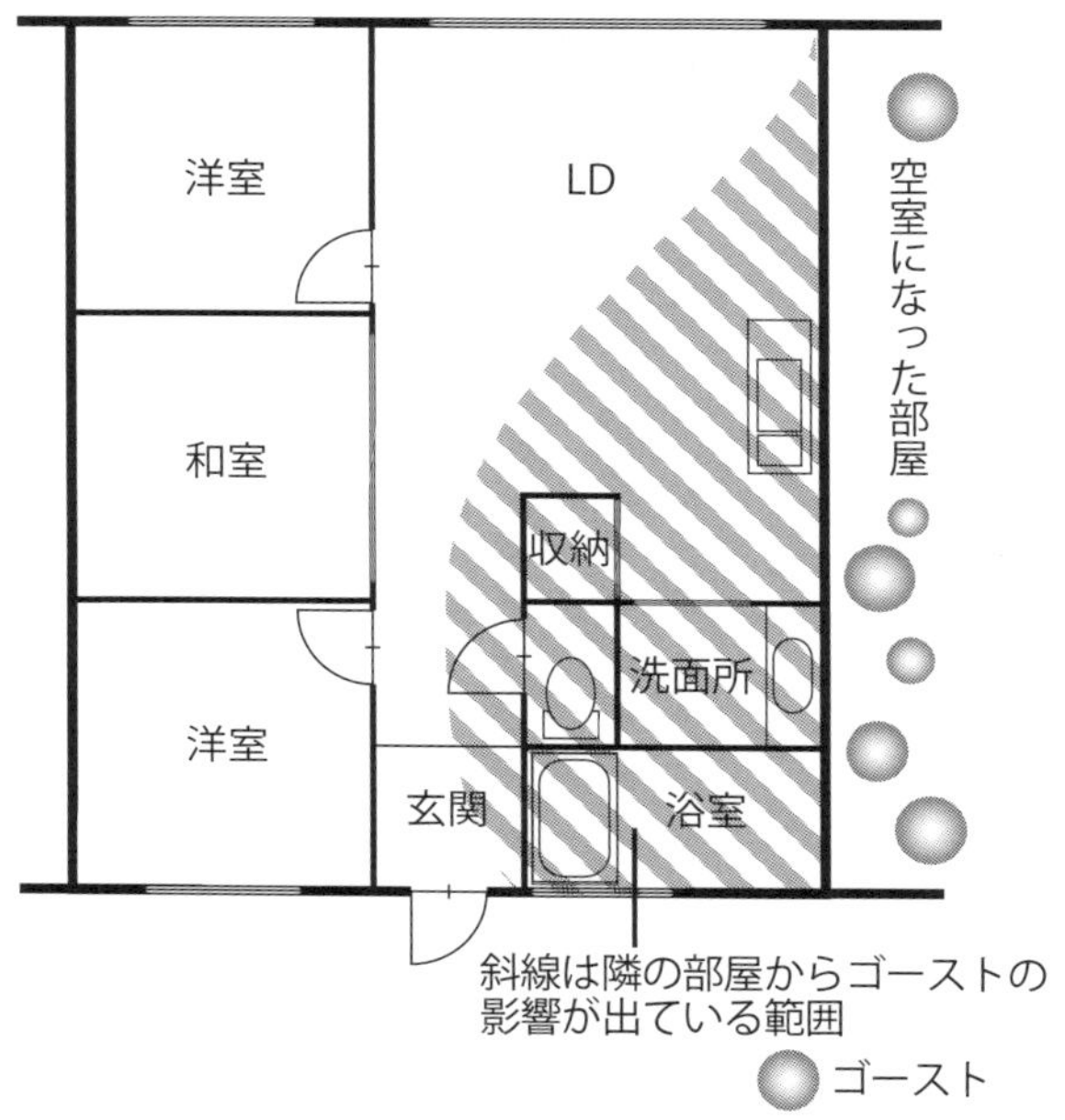

隣の部屋からのゴーストの影響

「お墓の方向はきちんとブロックされていますよね？」

「はい。そのはずです。鏡を動かしていませんから」

「では、最近近所で何か変わったことはありましたか？」

「変わったことですか？」

Gさんは少し考え込んだように言うと、あっと声をあげました。

「そういえば最近隣が引っ越したみたいで、空き家になったんですよ。変わったことっていえばそれぐらいですかね？」

「もしかして、その空家が原因かもしれません。チェックしてみましょう」

そうしてその家の間取り図でチェックをしてみると、思った通り、そこにはゴーストの反応でいっぱいになっていました。鏡を隣家に反射するように置き、隣からのゴーストをブロックしたところ症状は改善したそうです。

誰かが住んでいる時は良かったとしても空き家になるとゴーストが住みつき、そのゴーストの影響を受けてしまうことがあるのです。自分の家の中だけでなく、周囲の環境もきちんとチェックしてプロテクトする必要があります。

○書物から受けるマイナスエネルギー

本はその内容にマイナスな気エネルギーがついていることがあります。そんな場合は大抵、その著者にもマイナスなエネルギーが入り込んでいます。

私は先日、スピリチュアルに関する本を読んでいる際、マイナスの気エネルギーを受けてしまいました。読んでいる最中、突然頭がボーッとしてきて、手の力もふっと抜けて本を落としてしまいそうになるほどでした。気当て診断をするまでもなく、マイナスの気エネルギーが身体の中央を頭から脊髄にかけて入り込み、頭の中で前後左右に広がっていくのを感じました。

困ったことに、スピリチュアルや気に関するもの、宗教に関する本に、こうしたマイナスの気エネルギーが意外と多いのです。霊障の場合はその影響を受けがちです。書いている内容は、凄く良く、きっと本の著者も志は高いと思うのですが、崇高な志とはうらはらに本にマイナスの気エネルギーがあるとその影響を受けてしまいます。

書物を読むのは時間が長くかかるため、そんな書物を読んでいるとマイナスの気エネルギーをまともに受けてしまいます。その対処法は、本からマイナスの気エネルギーを引っ張り出して捨てるか、著者から本に繋がっているエネルギーを切ることです。そうしたら、本を読んでも、マイナスのエネルギーを受けなくなります。そのマイナスエネルギーが原因で霊障になることもあります。

○霊障ヒーリング後に財産相続で穏やかになったケース

世間では財産相続で、もめることはよくあります。財産配分の仕方や財産運営について意見が食い違い、酷い時には骨肉の争いまで行われる場合があります。私の知り合いにそんな方がおられました。財産相続の問題で、とにかく兄弟姉妹で精神的に穏やかでなく、遠く離れていても意識が飛んできて、不快になったり、気分が悪くなったりと、突っかかる人が少なからず居たそうです。何とかならないかという相談があり、持って来られた兄弟姉妹の写真を見せてもらうと、はっきりと霊障だと分かりました。その方は「気」について分かる方だったので、霊障予防のグッズを渡し、防御法と遠隔での霊障ヒーリングの方法を教えました。

霊障ヒーリングをしてからは、あんなにイライラして言い争いをしていたのが随分と穏やかになったそうで、しかも効果は兄弟姉妹全員に表われたということでした。そのおかげで、ある日、財産を今後どのように運営するかの話し合いに兄弟姉妹が集まった時のことです。弁護士、税理士も立ち会ったそうですが、こんなに穏やかな話し合いをされる財産相続はこれまでになかったと言われたそうです。

財産相続をはじめ、その他の場合でも異常なくらい自己主張する人には憑依が多いのかもしれません。そんな時でも憑依が取れたら嘘みたいに穏やかになります。

第八章　ゴーストから身を守る

○プロテクトする必要性

霊障ヒーリングについて説明してきましたが、霊障ヒーリングをして霊障を改善させても再発してくることが時々あります。その理由はプロテクトがしっかりしていないからです。私自身、まだプロテクトを知らなかった時には、霊障を診断することでその影響を受け、苦しんだ時期がありました。

ゴーストを気当てで診断するにはゴーストと意識して気を当て、その共鳴反応を検討し、共鳴反応があればゴーストが居ると判定します。ゴーストが居る、居ないという反応が面白くて何度も何度もチェックをしていました。それから一ヶ月ほどした頃からです。どうも疲れが取れなくなりました。いくら寝ても疲れが取れません。そのうち吐き気や胸苦しさも出てきました。その苦しさは耐えられない位でした。これは変だと思って自分自身をチェックすると、十体ほどゴーストの反応がありました。ゴーストを気の共鳴反応でチェックすると、どうしてもその影響を受けてしまいます。私の場合もゴーストをチェックしたことで受けてしまったようです。

とても苦しかったので、思いつく限りのことを片っ端からいろいろ試みました。マントラを唱えてみたり、ヒーリングに効くと言われている葉っぱを燻(くゆ)らせてその煙を当ててみたり、アロマでヒーリングしようとしてみたり、音楽を鳴らしてみたり、マッサージをしてもらったりなどなど、いろいろ試みましたが、どれもすぐに効果が出ませんでした。

幸い数日経つと症状は改善してきたので取り敢えずはホッとしましたが、この出来事があってからゴーストをチェックするのが怖くなりしばらくは止めていました。その一方ではゴーストの影響をどうすればプロテクトできるか考え、ゴーストから自分自身をプロテクトするグッズを探し始めました。

まずは、図鑑や仏壇神具店に行って効果のありそうなものがないかと探し回りました。効果があるかどうか、これも気当て診断法で分かります。「ゴーストをプロテクトするエネルギー」と意識しながらグッズに気を当て、その気に共鳴したらゴーストをプロテクトできそうだと判定します。その反応で効果ありと判定し、お経を印刷した手ぬぐいや服、盛り塩などいろいろ試みました。

しかし、気の反応で効果ありと判定されても実際に気当て診断をする際に使ってみると、プロテクト効果がそれ程ではありませんでした。何しろゴーストをチェックしながら、その影響を受けないようになるにはちょっとくらいのプロテクト効果では足らないのです。

こうして、試行錯誤しながら効果のある様々なグッズを選び出しました。以下にプロテクトグッズを紹介します。

○アイヌ帯

奈良県の天理に民族博物館があります。そこの蔵書にある、アイヌの民族衣装の図鑑を眺めていると、その中にアイヌの服の写真があり、ごく一部のアイヌ服の文様に目が釘付けになりました。説明書には、渦巻き文様のアイヌの図柄は魔除けのためとも書かれてあり、これは霊障予防に効くかもしれないと思って興味を持ちました。調べてみるとアイヌの服はとても高価なもので、手軽には購入できず、アイヌの文様がプリントされたTシャツで代用できないものかと試みましたが、効果はありませんでした。

それから、アイヌの展示をあちこち見て回るようになりました。ですが、実際のアイヌ服の文様をチェックすると効果の無いものだったり、効果があっても手が出せないほどの価格のものだったりで、なかなか良いものに巡り合うことができませんでした。

それでも諦めずに探していると、ようやくひとつ、効果があり価格も手頃なものを見つけることができました。それが写真のアイヌ帯で、今では手放せない私の必須アイテムとなりました。帯なので手軽に腰などに巻いて身に付けることができる上、効果は明確でした。それまでゴーストをチェックすると必ずと言って良いほどその影響を受けて疲れていたのですが、帯をするようになってからは、ほとんど影響を受けなくなりました。私はアイヌ帯を風呂に入る以外、ずっと体に巻いています。

アイヌの帯は数千円という手ごろな価格ですが、万能ではないので、以下の注意が必要です。

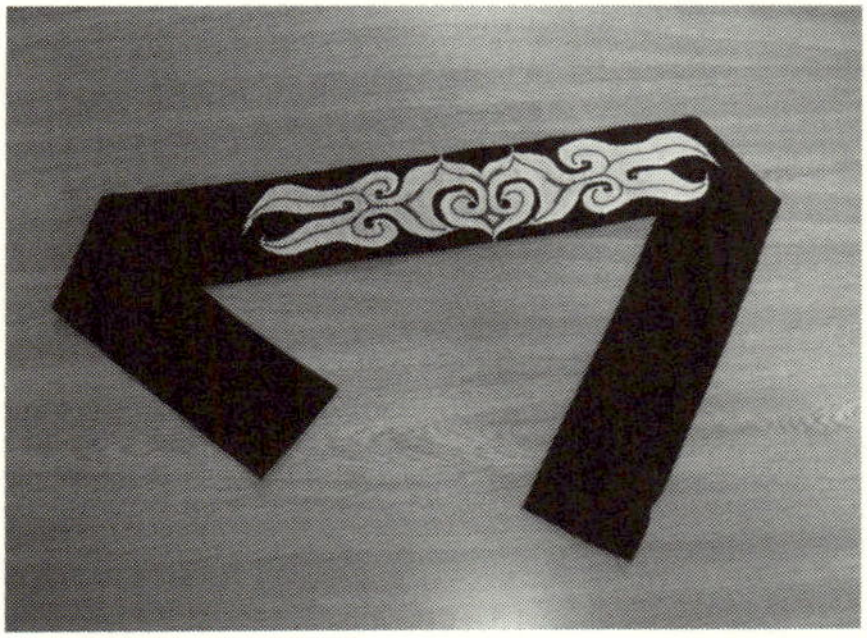

写真：アイヌ帯

一つは、永久に効果があるものではないということです。効果が永久に続くと思い、メンテナンスをしないままでいると、何ヶ月か後には効果が無くなり、以前と同じように憑依を受けてしまいます。物理的なメンテナンスとしては、一ヶ月に一度くらいは手洗いと朝日に当てることが必要です。また、気エネルギー的なメンテナンスとしては、日数が経つとアイヌ帯にも邪気（邪気で一番強いのが人から受ける意識、感情）が付くようになってしまうので、それを払う必要があります。

そしてもう一つ。アイヌの帯をしていてもゴーストがやって来ることはあります。プロテクトしているので、身体の中まで入らないのですが、オーラの外にはピタッと憑きます。それだけでも疲労を感じます。オーラの外に居るゴーストをクリアにしないままで帯を外すと憑依されかねません。ゴーストからプロテクトしてくれるアイテムも、きちんとメンテナスをしないと効果が減弱するので気を付けましょう。

きちんとメンテナンスをしていれば、霊障を予防してくれるアイヌ帯。その効果を実感した方から、霊障が改善したと喜びと感謝のお言葉を頂きました。この方は心理セラピストとして、クライアントのセラピーにあたっておられるのですが、しばしば霊障の気を受けて非常に苦しい思いをされていたそうです。以下、その方からいただいたお声を一部紹介します。

「橋本和哉先生。

私もヒプノセラピーやレイキ、ＥＦＴ、アロマなどをカウンセリングに取り入れていますが、邪気や憑依といったものを胸に受けることが多く、胸が重く苦しくなることがあります。そこで、先生から教えて頂いたアイヌ帯を実際に使用してみました。アイヌ帯を見た瞬間、模様からすさまじいエネルギーを感じ、これは凄いと思っていたら、私の身にも変化がありました。

・時折、鬱っぽい時があったが、視界・頭脳がクリアになった。

・クライアントから受ける胸の重さがほとんどない。

・良く眠れるようになった。

あまりの効果にびっくりしました。プラシーボ効果やリップサービスではないです。私自身も様々な波動グッズを購入して試してきましたが、このアイヌの帯は別物と思います。橋本先生、本当にありがとうございました」

○タンカレージン

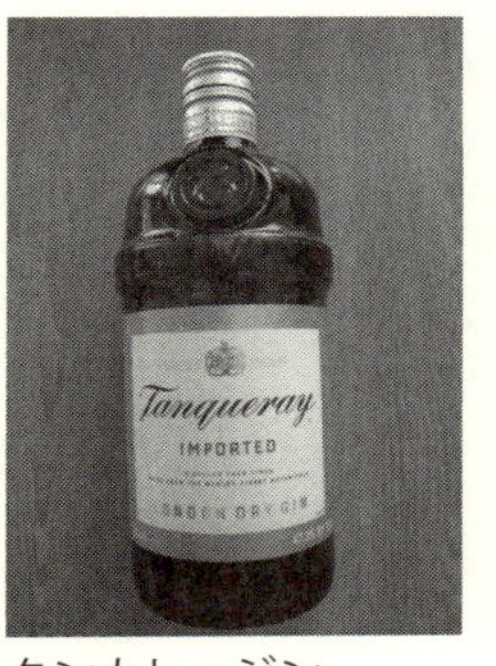

タンカレージン

酒売り場に行った時、ゴーストに効果あるものがないか片端からチェックしてみました。それで探し当てたのがジンのブランドの「タンカレー」。体に入ったゴーストを出す力、つまり、霊障ヒーリング効果があります。それもそのはず。タンカレーの生みの親は元、聖職者。

霊水を超えるものを作りたいと思ったことがきっかけだったそうです。

飲み方は、キャップ一杯に原液を入れてそのまま飲みます。アルコール度数が高いので、かなりキツイですが、薄めないで飲む方が効果があります。飲むとヒーリングされて、心が軽くなり、軽度の場合には即効性があります。

○メタルテープ

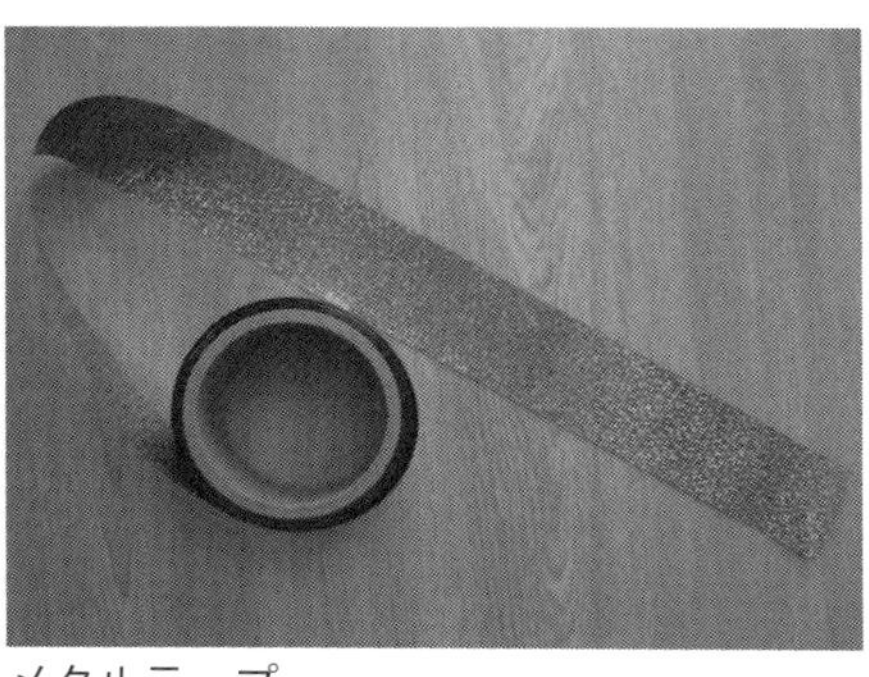

メタルテープ

ゴーストは夜になると活発になり、明るい昼間は活動が鈍ります。明るい所は苦手なのです。これを応用すると、輝く物でゴーストを避けることができます。輝く物を探すと、ティアラやスパンコールなど、いろいろありました。一時期、チンドン屋でも始めるのかと思われるくらい、キラキラした服も着てみました。その中で値段もお手軽なのが、幅が五センチ程のキラキラしたメタルテープです。これを身体に巻いたり、ゴーストが入ってくる方向の壁に並べたりすると防御できます。

○沖縄シーサー

沖縄に行くと、家の屋根などにシーサーが置いてあります。恐い顔をしてこちらを睨みつけていますが、これは飾りではなくて魔除けのため置かれています。

いくつも見て効果のありそうな物を取り寄せ、ゴーストが入ってくると思われる方向に置いたところ、外から入って来なくなりました。ただし、どんなシーサーでも良いわけではありません。効果のある物を選ぶ必要があります。特に笑っているシーサーは全く効果がありません。睨んでいても効果のあるものはごく一部と思われました。

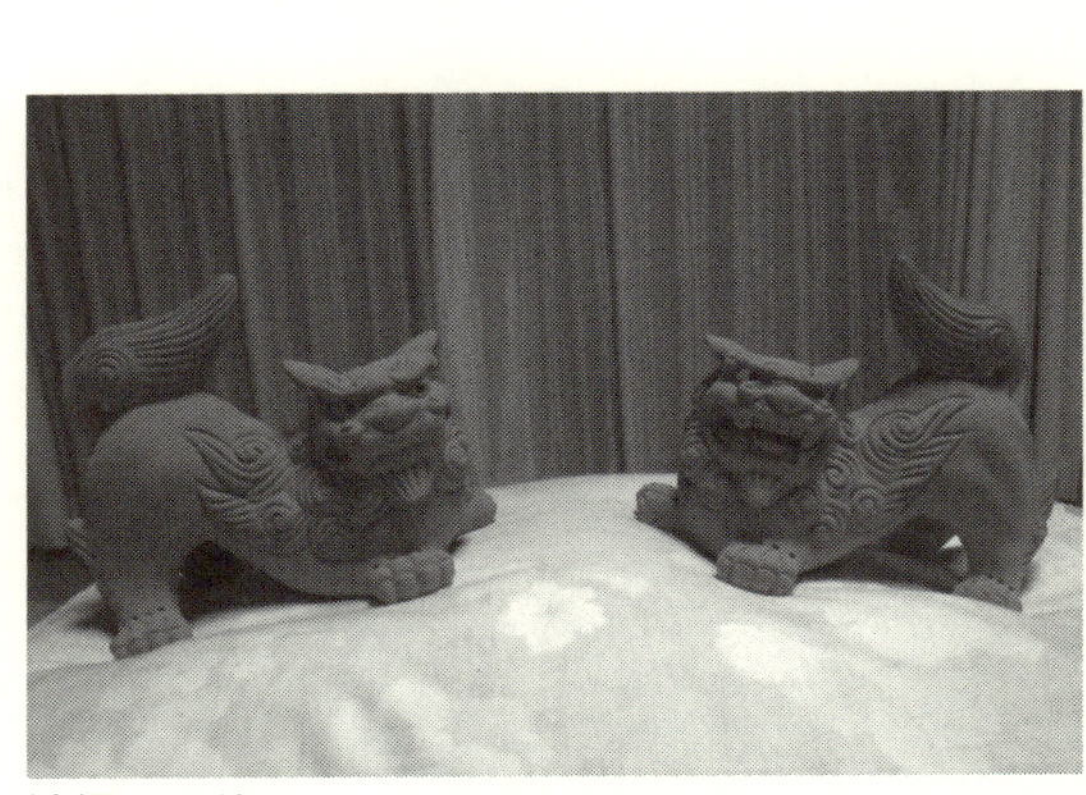
沖縄シーサー

○漢方薬

ゴーストに効果のある漢方薬をチェックしたところ、桂枝加竜骨牡蠣湯（けいしかりゅうこつぼれいとう）という薬でした。一般にこの漢方薬は気持ちが不安定になりがちな虚弱な人のために処方します。ゴーストに憑依されている方に飲んでもらうと心が安定してくると言われました。

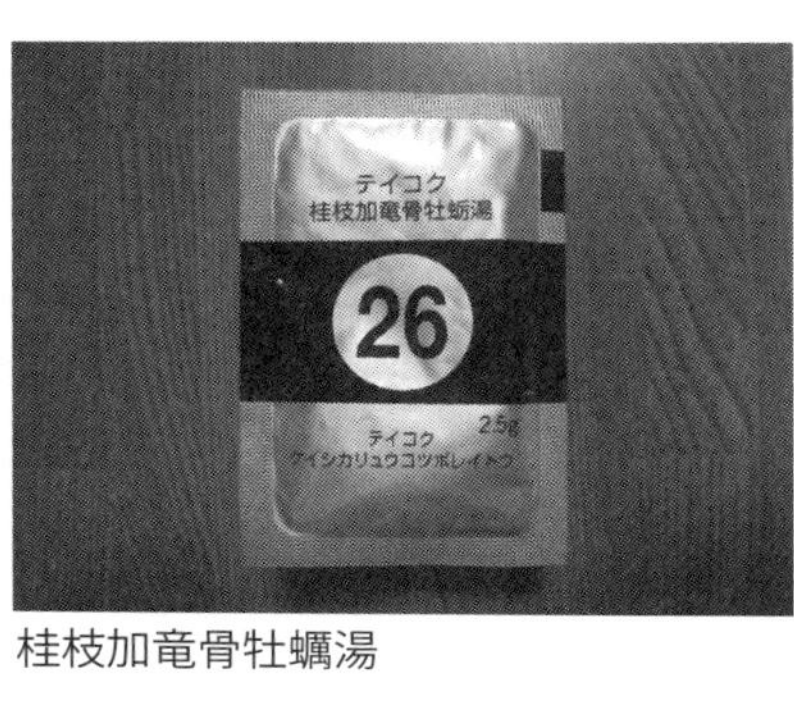

桂枝加竜骨牡蠣湯

しかし、霊障が軽減したのではなく、この漢方薬で心が安定しただけなのかもしれません。しばらくゴーストの憑依が減るかどうか観察してみると、数週間で徐々に減っていきました。きっとゴーストの気持ちもこの漢方薬で癒され、ヒーリングされたのだと思います。

診療ではゴーストの憑依で不調を起こしていても、憑依によって不調を起こしていると患者さんにそのまま言えないことも多いのです。そんな時には「心が安定しますよ」と言って処方できるので重宝しています。

今では使う漢方薬の種類も増えて、半夏厚朴湯など、その都度、憑依している霊障に応じて気当てで漢方薬を選んで、複数を組み合わせて使っています。

○護符

霊障をプロテクトする強力なグッズは護符です。ただし護符は何でも良いわけではなく、適合するものを選んで使います。また、護符は原図をそのままコピーしても効力はなく、気エネルギーを入れて作る必要があります。

そうして選んで作った護符を身体の前後や家の天井などに付けます。

○鏡

ゴーストが家の中に入ってくるのを防御するため、ゴーストが入って来る方角に鏡を向けて置いておくだけでもプロテクト効果があります。神社の境内に鏡が祀られていますが、これは鏡が神の代身、つまりご神体としての意味があり、太陽を反射する鏡こそ、太陽に象徴される天照大神だという考えや、鏡の神秘性からイメージされる神という意味があるのだそうです。また、太陽の反射により光が差す状態のことを、昔は鏡の向こうにいる神が鏡を通して光を放っていると考えていたという説があります。

鏡がプロテクトに役立つということは、このような鏡＝神という神道、そして昔からの考えにも繋がっていて興味深く思います。

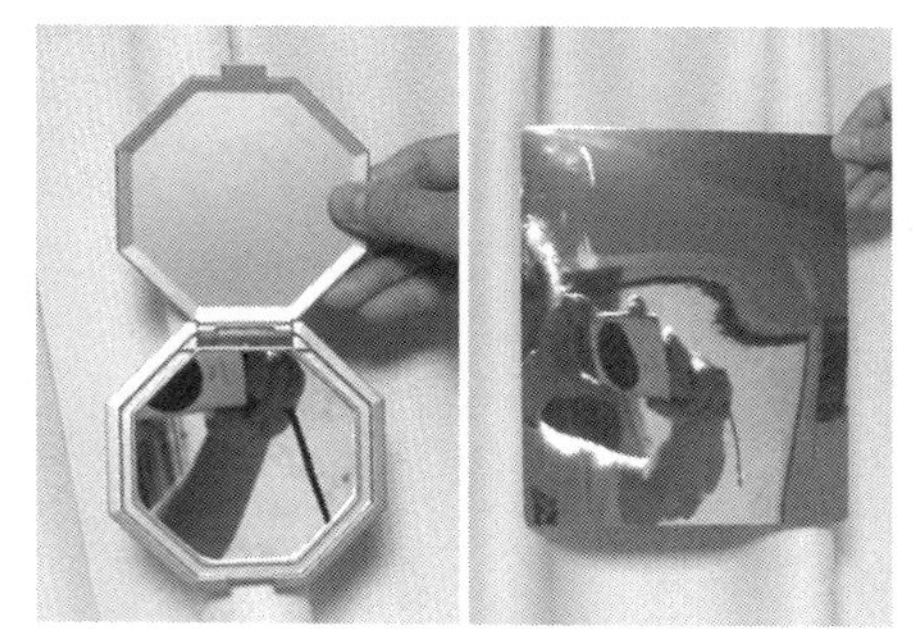
鏡（※形はどんなものでも大丈夫です）

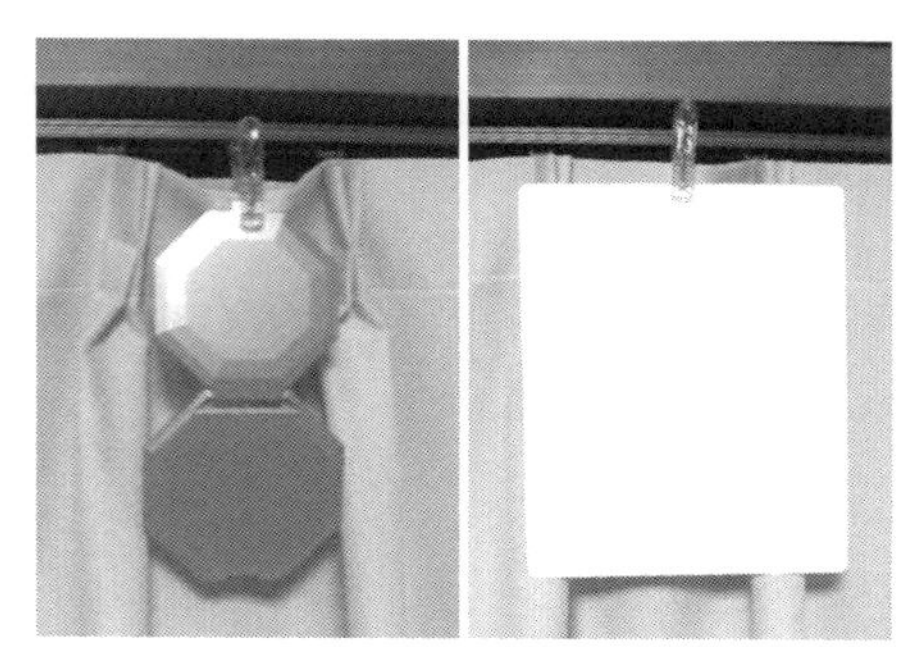
ゴーストが来る方向へ鏡を向ける

第九章　霊障のパターンと防御法

これまで私なりに効果のあった方法を紹介しましたが、霊障のパターンによって防御法が異なります。様々なケースでゴーストに対するプロテクトについて紹介します。

○その人だけが霊障を持っているケース

住んでいる家の中や家族にゴーストの影響がなく、その人だけが道端など外で憑依されたケース。

むろん霊障ヒーリングをお勧めですが、このケースでは比較的軽症なので除霊でもうまくいきます。頻回に憑依されるようだとゴーストからプロテクトするものを身に付ける必要があります。

私は憑依されやすい体質なのか、ゴーストのプロテクトをしていない頃は列車の中や人混みなどでしばしば憑依されていました。家族や家にゴーストが居たわけではありません。アイヌの図柄の入った帯を巻くようになってから、滅多に憑依されなくなりました。

○家の中にゴーストが居るケース

家の中にゴーストが居て、家の近所には居ないケースでは、家人が外で憑依され、そのゴーストが家の中までくっついて来て、そのままいつくようになることが原因です。そうしたゴーストは次第に増えていきます。こうしたケースは自分に憑いたゴーストと家のゴーストをヒーリングする必要があります。

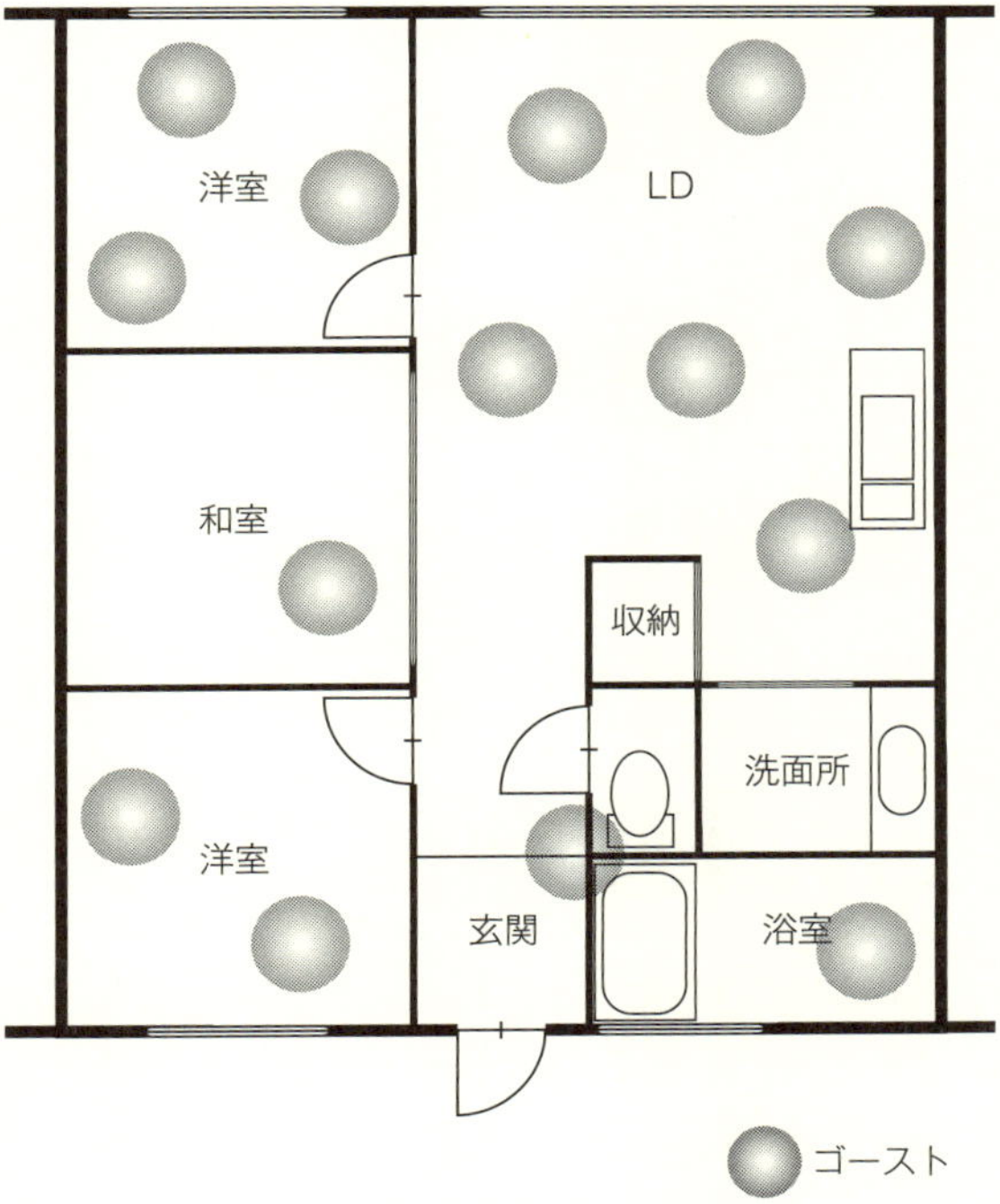

家の中にだけゴーストがいるケース

○家の中のゴーストをヒーリングする

家の中にいるゴーストをヒーリングするには、ゴーストを癒すスプレー（八十八ページ参照）を家の中のゴーストに向かって吹き付けます。スプレーをするだけで大抵のゴーストは霊障ヒーリングされます。気功で対処してても良いですが、ゴーストが多いととても時間がかかるのが難点です。

クリニックに来院されたMさんから家にゴーストが居るのでは？　と相談を受けました。家の間取り図でチェックすると、部屋の中にゴーストの反応がありましたが、家の周囲にはありませんでした。Mさんはこれまでに二回引っ越し、新しく部屋を借りて住んでいました。どこに住めば良いか相談を受けていたので、今度新しく借りる所はゴーストの反応がない所を選んでもらいました。

新居に移ってしばらくは平穏無事でしたが、半年ほどすると部屋に何か居るとMさんが言うのです。家の間取り図でチェックしたところ、またゴーストの反応がありました。再度引っ越しをされ、この時もゴーストの反応がない所を選んでしばらくは平穏無事だったのですが、また数ヶ月したころから、再びゴーストの反応が現れたのです。

あまりにも度重なるので何故かと疑問に思い、家の中にいるゴーストをチェックしてみました。すると、Mさんに外で憑依したゴーストが家の中で身体から離れ、そのままいつくようになったためだということが分かりました。Mさんにはアイヌの帯をしてもらい、家にいるゴーストをスプレーでヒーリングしてもらったところMさんがゴーストに憑依されることは極めて少なくなり、家の中のゴーストもいなくなりました。

○天井あたりも意識してヒーリングが必要

家の空間でゴーストがどこにいるかチェックする時、生活目線だけに集中してしまい、天井あたりに居るゴーストを見落としがちです。生活目線のゴーストだけでなく天井に居るゴーストもしっかり見つけてヒーリングすることが大切です。

家の間取り図でチェックして家の中にいるゴーストを全てチェックできていると思っていたのですが、ある時、天井に居るゴーストを見逃していることに気がつきました。間取り図を見た限りではゴーストの反応はないはずなのに、実際にはまだ完全にゴーストの反応が消えていなかったのです。念入りに間取り図をもう一度チェックした時、天井を見落としていることに気付いたのです。家の中をチェックする時は、生活目線の範囲だけでなく、天井あたりにも注意して見てください。

○家の近所にもゴーストが居るケース

広いお墓や戦場、空き家があるとゴーストの巣窟になりやすいのです。ゴーストの巣窟になっている場所があると、その地域全体でゴーストが広がります。そのような場合、ゴーストは単に外に居るだけではありません。広がって家の中まで入って来ます。家の中

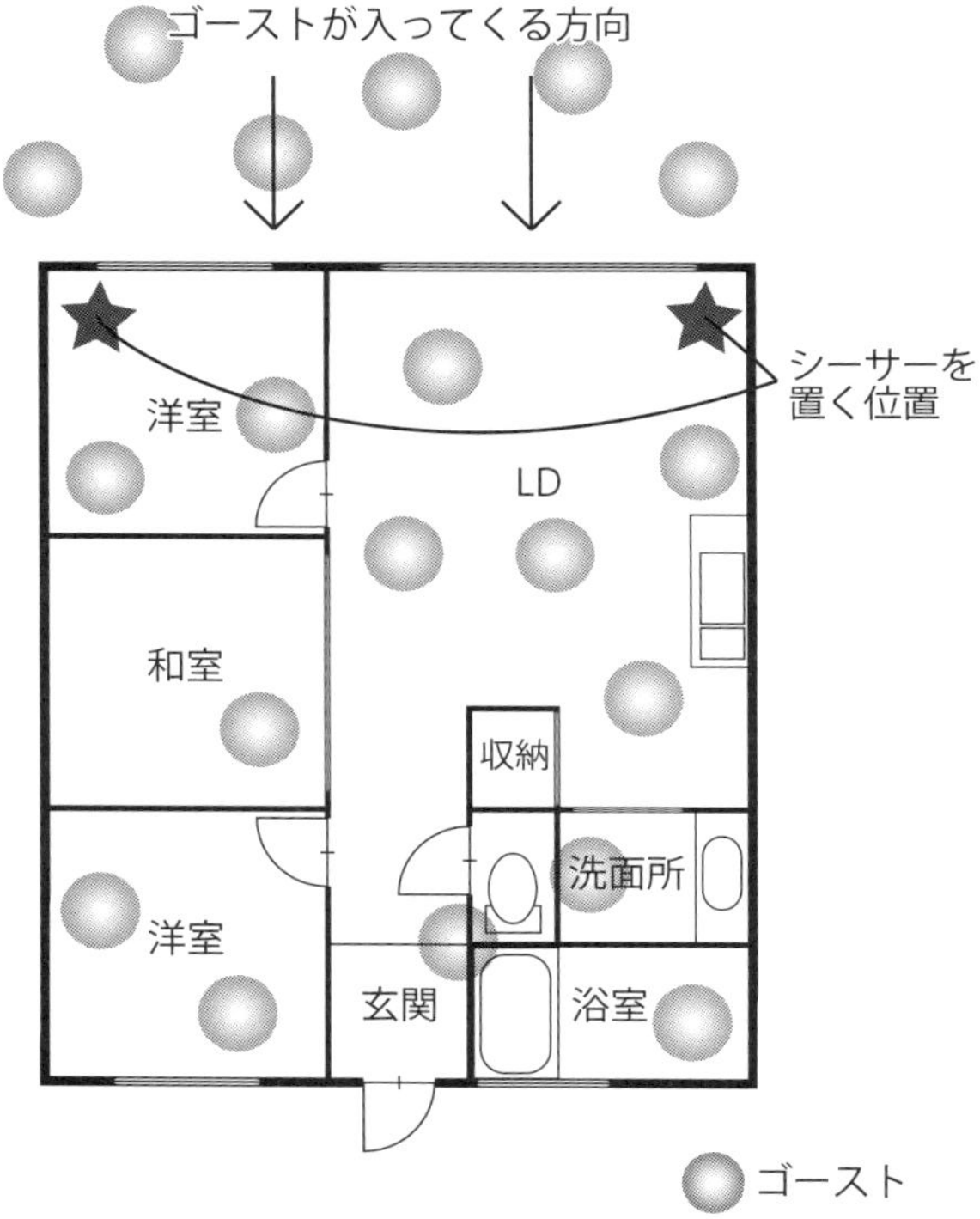

家の中にも外にもゴーストがいるケース

まで入ると、そのまま家の中に留まり、増えていき、住んでいる人に良くない影響を与えます。

○ゴーストが集まらない環境

霊障が起こりやすく、ゴーストが集まり易い場所がある反面、集まりたがらない環境もあるようです。

七田チャイルドアカデミーで私が行った霊障講座を受けてから、私が霊障診断をできると聞いてクリニックを訪れたQさんという方がいました。いくら休んでも疲れがとれなかったり、イライラしたりといった霊障の症状が現れていたので、霊障なのではと思い、相談に来られました。Qさんの家の中を間取り図でチェックしてみると、ほとんどの部屋でゴーストの反応はあったのですが、ゴーストが居ない部屋がありました。

「ん？　この部屋にはゴーストがいませんね。何か置いてあるのですか？」

間取り図にある部屋を指して聞いてみました。

「その部屋には普段、うちで飼ってる犬がいるんです」

もしかしたらゴーストは犬を嫌うのかもしれないと思いながら、今度はその隣の部屋をチェックしてみました。

「うっ、すごい」

思わず声に出してしまうほど、その部屋はゴーストの反応でいっぱい。

「先生、どうしたんですか？」

「この部屋は、犬のいた部屋とは真逆に、ゴーストだらけなんです」

そう言うと驚いた表情を浮かべるQさん。

「そこ、台所なんです。そういえばうちの犬、台所には入りたがらないんですよ。入ってもすぐ元の部屋の戻っちゃって。何でかなって思ってたんですけど、ゴーストがたくさんいたから入りたくなかったんですかね？　動物ってそういうのに敏感だって言うじゃないですか」

Qさんの言うことは当たっていると思います。私はQさんに対して頷き、部屋にゴーストを癒すスプレーを撒いてもらったところ、犬も台所へ入るようになったそうです。

他にも家の中でゴーストの反応が少ない場所があるケースでは、その部屋にキラキラしたものが置いてあった場合がありました。

また、Qさんと同じように、七田チャイルドアカデミーで私が行った霊障講座を聞いて来院されたNさんは、一度私に診てもらいたいということで来られました。Nさんを気当て診断法でチェックしてみると、ゴーストの反応がありました。さらに家の中もチェックしてみると、あちらこちらの部屋で反応が感じられ、今までゴーストの存在を意識してこなかったNさんは驚いていました。ですが、次に驚いたのは私の方でした。部屋を一つ一つチェックしていっていると、ある一つの部屋でゴーストの反応がなかったのです。Qさんの家と同じように犬がいるのかと思って聞いてみましたが、動物は飼っていないということでした。では何か置いてあるのかと尋ねたところ、その部屋には水を流す水車の置物を置いているのだそうです。どうして水車がある場所にゴーストの反応がないのか、少し考えてみたのですが、おそらく水を流すことが淀みをなくすことになり、その場がヒーリングされるためゴーストが近寄りたがらないのではないかと考えました。

このように、どうやらゴーストは犬や、キラキラしたもの、水車などが苦手なようで、それらが部屋にあるとゴーストは居づらくなるようです。

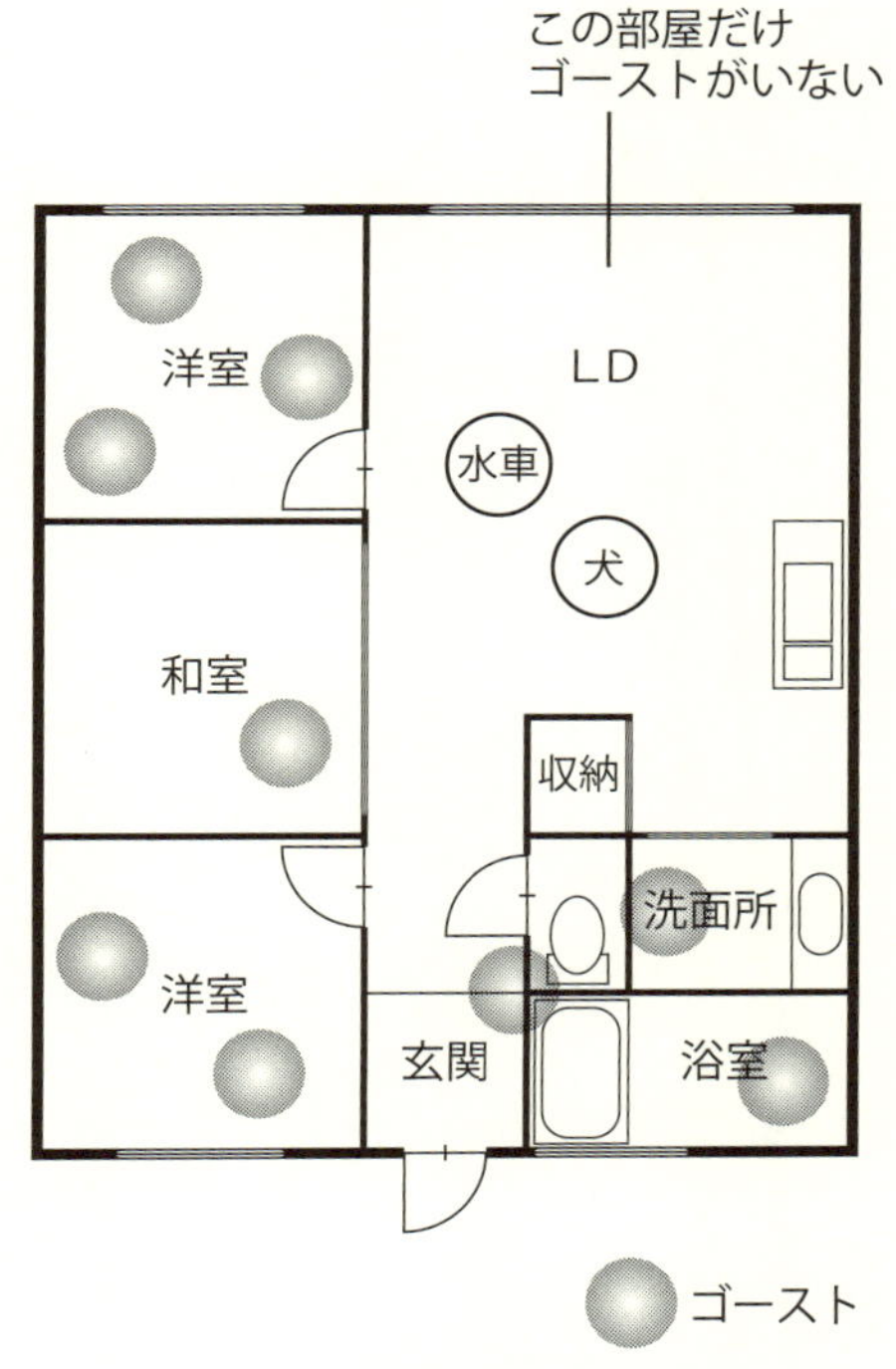

ゴーストが集まらない環境

○家の近所のゴーストに対して
家の近所にゴーストが居るケースでは、大抵かなり多くのゴーストが広範囲に居ます。ゴーストを癒すスプレーや気功でヒーリングできないことはないでしょうが、広範囲すぎて現実的には困難です。このような場合は、まずは転居できないか検討することです。転居が無理なら家に入って来ないようブロックする方法を勧めています。

ゴーストが入ってくる壁側に、幅五センチ、長さ五十センチほどのキラキラしたメタルテープを五十センチ間隔で貼り付けるか、ゴーストを防ぐ力のあるシーサーを置くとブロックされます。

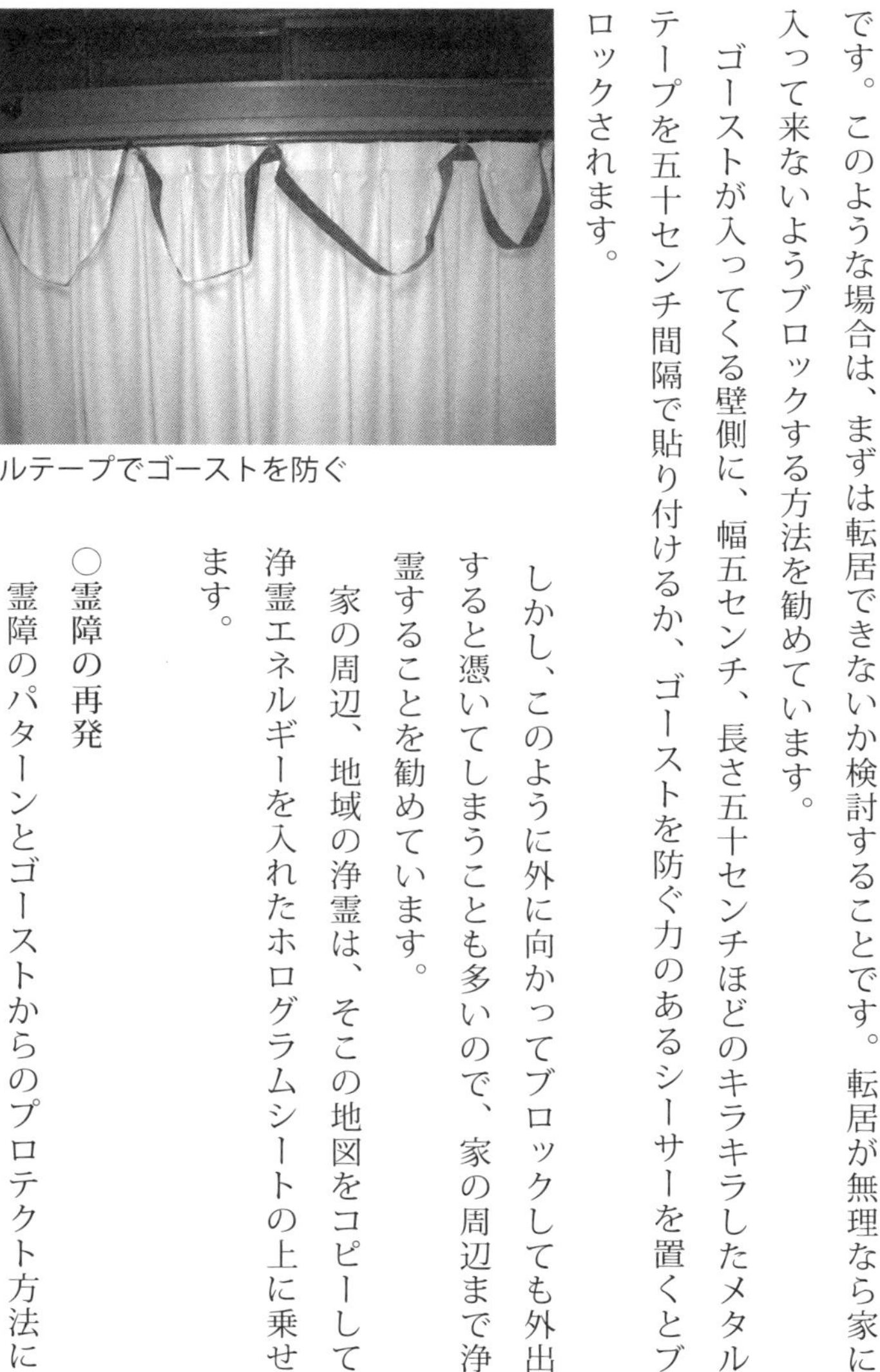
メタルテープでゴーストを防ぐ

しかし、このように外に向かってブロックしても外出すると憑いてしまうことも多いので、家の周辺まで浄霊することを勧めています。
家の周辺、地域の浄霊は、そこの地図をコピーして浄霊エネルギーを入れたホログラムシートの上に乗せます。

○霊障の再発
霊障のパターンとゴーストからのプロテクト方法について説明してきましたが、どれほど霊障ヒーリングをして、どれほど完璧に個人や家の霊障予防をしていても、数ヶ月から一年くらいの時間が経つと再発することがあります。では、本人と家の霊障予防をしても再発する場合、どこからゴーストがやってくるのでしょうか？　それは、人に憑いたゴーストが人とともにやって来ます。人の出入りが多いところでは、すぐに増えていきます。

例えば家族。もし、その家族に憑いているゴーストが家の中で、その人から離れた時は家の中に憑いてしまいます。霊障を受けやすい家族は、外でも憑依されるでしょうから、その家族が外からゴーストを家に運ぶことになるのです。家の中に家族や同居人がいる場合はその人たちも全てヒーリングしなければ、また悪化しがちなので、家の中にいる人全員霊障ヒーリングすることをお勧めします。

○霊媒体質について

霊媒体質、憑依体質とは意識体やゴーストの憑依を受けやすい人のことですが、二通りのタイプがあります。

一つは、意識体を呼び寄せて、意識体から情報を得る人。これは、イタコとかユタと呼ばれるような霊媒さんです。このタイプの人は霊媒体質といっても、自分で意識体をコントロールできるので特に問題はありません。

問題なのは、もう一つのタイプです。自分が意識体やゴーストを意識しているわけではない、むしろ関わりたくないと思っているのに、それらが寄って来て憑依され、辛い思いをされる人です。

二つめの霊媒体質がどのようなメカニズムで起こるか考えてみましょう。よく言われるのは、自分の心の持ち方が否定的で良くないから、それと同じレベルのゴーストを自然に呼び寄せてしまう。だから、前向きにプラス思考で生きることが大切だといった考え方です。

この考え方は一般的にかなり浸透していて、もっともらしく理屈にあっているような感じがします。確かにこのようなケースもあると思いますが、常日頃からマイナス思考をしているわけではなくとも、ゴーストに憑依されて困っている人を私は沢山見てきました。このような霊媒体質の人達は、心の優しい方が多いように思います。人と争ったり、普段から否定的な考え方をしたりしていないにも関わらず、しばしばゴーストに憑依されて困っていたというのです。では、何故、霊媒体質の人に意識体やゴーストが憑依するのでしょうか。

意識体を悪いもの、邪悪なものと決めてつけているところに、否定的な考え方がゴースト、意識体を引き寄せると考えてしまう誤解があるのだと思います。突然の死、苦しみながらの死、死んでいることすら自覚していないなど、気の毒な意識体がゴーストの中には多いのです。そうしたゴーストたちが住んでいる世界は居心地が良くありません。また、何処にいるのかもよく分からない、薄暗くて辛い場所だと感じるみたいです。霊媒体質の人は意識体から見ると光のような存在に見え、その光へ行けば今の苦しみから逃れられると感じるらしく、意識体から見たら光のような存在、それが憑依体質の方とも言えます。

私も霊の診断をするようになってゴーストから憑依される機会が増えました。そして、ゴーストをヒーリングしていると、さらにゴーストが集まるようになりました。あの世でも、どこに行けば成仏させてもらえるか情報が流れるのではないかと思えるほどでした。ひどい時には、ご先祖供養が上手くいっていない家系の方の写真をほんの一瞬見ただけで、二百体ほどの意識体が私に寄ってきたこともありました。

密教では供養のため、護摩壇を作って祈祷をします。阿闍梨さんに聞いた話ですが、護摩を炊くとゴーストたちが助けを求めて集まって来るそうです。あの世にいけずに留まっているゴーストたちは、成仏をしたいと助けを求めてくるのだと思います。

それから、夏場など怪談話をすると意識体やゴーストが集まりやすくなります。これは、ゴーストに意識を向けるので、共鳴して集まるからなのではないでしょうか。つまり、意識することで引き寄せてしまうのです。このことは、普段からゴーストを意識して生活していると、さらにゴーストが集まって憑依されやすくなることも意味します。憑依体質の人は体験的にゴーストを恐れるあまり、どうしても意識してしまい、このことがさらにゴーストを呼んでしまうのだと思われます。

このように霊媒体質の人は、ゴーストから見て助けの灯りを灯しているのです。ゴーストに頼られて憑依を受けて辛くなり、それを恐れるとゴーストについ意識を合わせてしまい、さらにゴーストを呼ぶ悪循環に陥りがちです。

では、どうすれば、そうした悪循環を断ち切ることができるのでしょうか。一つは、出来るだけ意識体やゴーストと波長を合わせないようにすること、言い換えればそれらのことをできるだけ考えないように努力することです。これだけでも随分、改善する人はいます。しかし、意識体に憑依されて辛い思いをしたことが忘れられずにトラウマとなっているケースでは、なかなかうまくいかないこともあります。それは、その他の心的外傷トラウマを持っている人が治り難いのと同じ理由です。
ゴーストに憑依されたせいで、辛くなった記憶に伴う感情エネルギーも一種のトラウマだと考えられます。そうしたエネルギーが何処に蓄積されるか検討したことがあるのですが、それは身体の外のオーラに蓄積しているように思われました。そのエネルギーがオーラの何処にあるかを検討して消してしまうと、ゴーストに憑依される頻度は減ります。
さらには、プロテクトグッズや気のエネルギーを使ってゴーストからの憑依を防ぐことをお勧めします。私は八章で述べたように、アイヌ帯を使ってゴーストの防御をしています。（注意、こうしたエネルギーグッズはメンテナンスが必要です）
気でプロテクトするためには、ゴーストから身を守るとイメージして、オーラにエネルギーの層を作ります。ただこの方法は、人によってプロテクトが弱かったりするので効果が安定しないのと、効果の持続が長くないことに注意しておく必要があります。

第十章　自分でできる『霊障改善ヨガ』

第四章でも記したように、私はヨガを習い、それを応用してアレンジしたのですが、その医療ヨガを行うことで、霊障を改善することができるのです。この章では、拙著『健康と若さを取り戻す医療ヨガ』（春秋社）から抜粋して、自分で簡単にできるヨガでの霊障改善法を記したいと思います。

○医療ヨガが霊障改善に役立つ

霊障により、体調をくずし、倦怠感やイライラするなどしてストレスがたまり、不機嫌な状態になることがあります。疲れのせいかもしれないと思って、体を休めても一向に改善しない、それはゴーストが体に憑依し霊障を起こしているからだと説明してきましたが、この霊障による身体的障害を、医療ヨガを通して改善することができます。霊障による症状は、病気として捉えられますが、医療ヨガは「気」の機能維持に役立つので、霊障にも効果があるのです。

東洋医学では、病気の原因は精神的という意味だけでなく、「気」というエネルギーの異常だと捉えています。さらに、「気」だけでなく、「血」「水」の異常も病態に含まれ、血液やリンパ液をはじめとした体液の流れの異常も病気の原因とされています。これには血液の滞りや流れが十分でない状態、リンパ液の滞りも含まれます。

こうした血液やリンパ液などの体液の流れを改善させるようにプログラムしたのが医療ヨガです。血液の流れやリンパ液の流れの解剖・生理学的な観点から、どのように動けば改善するのかを目指して作られています。それによって自然に気の流れも改善します。

このようにして、医療ヨガは血液やリンパ液などの体液の流れや姿勢の異常を改善し、気を充実させることで、病気の改善や機能維持に役立ち、霊障の改善にも役立ちます。

○医療ヨガができるまで

患者さんに治療の一環として運動指導をよくします。運動が必要な患者さんに最初は口頭で指導していました。例えば、腰痛や肩こりを訴える人はたくさんおられ、当初は運動の実際の仕方も教えずに、「腰痛ですね。腰を伸ばす運動をしましょう」「肩の凝りですか？　肩のストレッチをしましょう」などと、単に言葉だけで指導したつもりになっていました。

そのうち、口頭で指導しているだけではダメだと感じて、診察室で実際に「腰はこうやって伸ばして」「肩は上へギューッと持ち上げるようにして」など、動きを見せて指導するようになりました。ところが、実際に目の前で指導しているにも関わらず、私の意図する動きを患者さんができていないことが多かったのです。
「腰を回転させて」と言ったら、多くの方がへその辺りを回転させたり、伸ばしたり曲げたりして、肝心な腰の運動はほとんどできていませんでした。肩の運動といっても、猫背のまま前かがみで運動するため、肩を十分に伸ばせていません。特に猫背を矯正する運動や指を引っ張る運動は、実際に目の前で指導していてもその通りの動きがなかなかできていません。運動療法は、口頭でちょっと指導しただけとか、診察室でちょっと動いてもらうだけでは、指導した通りの動きは困難だと改めて分かってきました。

当クリニックでは一般の診療以外に、漢方や整体の考えを取り入れた診療もしてきました。漢方は「気」「血」「水」などの異常を調節するホリスティック（全体的）な捉え方をします。整体では、局所的な加療をするだけでなく、脊髄全体をみて、その歪みを起こしている部分を施術することで、脊髄や骨盤などの歪みをただすという考え方をします。漢方も整体も、身体をひとつのつながりがあるものとみなすホリスティックな治療法です。こうした診療をしていたので、同じホリスティックな考え方をするヨガを受け入れやすかったのです。

私は生まれつき頚推脊推管狭窄症で、脊椎を通っている管が首で狭くなっています。そのため、ちょっと長く本を読むとかパソコンをすると頭痛がしたり、首の凝りが強くなり、ひどい時にはぐっすりと眠れないこともありました。ヨガを教わり、実際にしてみると凝りはずいぶん楽になり、朝の目覚めもスッキリとなりました。時には疲れてヨガをせずにそのまま寝てしまうと、朝はスッキリしません。しかし、ふたたびヨガをした日の翌朝は、スッキリした目覚めになります。このように自分でヨガをしてその効果を実感していたので、同じ動きなら全身すみずみまで動かし、精神的にも安定作用をもたらすヨガを指導することにしました。

こうした経緯で何人かの患者さんに集まってもらって、ゆっくりとした呼吸を伴ったヨガの運動療法を教えるようになりました。家でもできる運動の仕方を中心に、ヨガの手法を取り入れての運動指導を開始したのです。ヨガをベースに、操体法、脊髄調整、真向法などを組み合わせ、あるいは独自に考案した方法を組み合わせて行いはじめました。最初はいろいろと試行錯誤しました。立った状態で行ったり、座って行ったりもしましたが、身体の動きの悪い方はバランスを崩してふらつくとか、筋肉の固くなったところがそれほどほぐれないなど、うまくいかないこともありました。

また、ヨガというと、難しいポーズをとることだと思われて「ヨガは心身に良く、治療にもなるのですよ」と患者さんに勧めると「あんな難しいことできませんよ」と断られることもありました。そんなこともあって、患者さんに応用する時は、伝統的なヨガのポーズをアレンジして患者さんや身体に障害のある方もできるよう改良していきました。

本来、ヨガとは難しいポーズをとることが大切だったわけではありません。ヨガは元々瞑想するためのものでした。座って瞑想にすんなり入れるようになればよいのですが、身体に異常があればなかなか深い瞑想に入れません。コンディションを調えるために、身体を動かすアーサナをするようになりました。

ところが「ヨガとは難しいポーズをとるものだ」と勘違いして、そうしたポーズを頑張って無理にとろうとしてしまいがちです。すると逆に身体をこわしてしまいます。ですから、医療ヨガでは難しいポーズをとることを重視しません。難しいポーズをしようと頑張ると返って身体を傷め、緊張を強めてしまうのです。本来はポーズをする時、心身が完全にリラックスできることが大切なのです。リラックスできていないと、血液やリンパ液もしっかり流れません。硬くなった筋肉や身体の歪みのために、血液やリンパ液の流れが塞ぎ止められてしまいます。それでは組織に十分な酸素や栄養が行き渡らず、老廃物も蓄積し、健康からはほど遠い状態となります。

医療ヨガでは動くことの目的は、東洋医学で言う「気」「血」「水」と「脊髄」を改善することです。動くことで過度な緊張が取れ、脱力し、深いくつろぎが得られれば良いのです。それがポーズの目標です。こうした考えをベースに、伝統的なヨガを患者さんにできるようアレンジしたところ、しだいにほとんど寝た姿勢に近いポーズを指導するようになりました。

○初めての医療ヨガで八割の方が外気功をマスターする

医療ヨガの基本全身調整（次の章で詳しく説明します）が終わる頃には緊張も取れてリラックスできます。完全にリラックスできれば、気がしっかりと流れます。全身で血液やリンパ液に滞りがなく緊張もほぐれると、気の流れも非常に良くなり、この状態で気を流す練習をすれば気を簡単に出せます。

クリニックでは、気を感知して身体内に流し、さらに手から気を照射できるようになるまでを初級気功として教えています。実際の指導では、最初にまだ固く緊張が残っている筋肉、首や肩などをほぐしてもらいます。

次に両の手のひらを合わせて気を感じる訓練をします。気を感じることができたら、気を感じながら頭から全身に流していきます。全身でうまく気が流れるようになれば、手のひらに気を集めてもらいます。手に気がくれば外に放射する、これが外気功です。

医療ヨガの後にこのような練習をすれば、簡単に外気功をマスターできます。初めての参加者でも八割以上の方が外気功をマスターされています。

○気功を併用して医療ヨガをすれば霊障にも劇的に効果がでる

ヨガのポーズにはもともと気を動かしたり、不要な気を出したりできるようなシステムがあります。特に新鮮な気を取り入れて身体内で練り、医療ヨガの動きとともに不要な気を出し、それから身体各部に気を流すように意識をむけるとさらに効果がでます。

例えば、脊髄を伸ばす気エネルギーを入れて、そこで気を練り、猫のポーズで腕を伸ばす時に、その邪気を指先から排出します。

あるいは、胸に悲しみがある時は、悲しみを癒す気を胸に入れて、気を練り、赤ちゃんのポーズで胸を縮める時に、邪気を排出します。

普通の気でも、もちろん効果はありますが、目的にぴったり合う気を入れることで、効果が格段に良くなります。また一般に気功をする場合はあまり体を動かさずに行いますが、医療ヨガの動きをしながら気功をするとさらに気が流れやすくなり、不要な気が排出されやすくなります。そうすると、掃除をすれば気持ちがすっきりするのと同じで、体と心がスッキリします。逆に不要な気がくすぶっているままだと、たとえしっかり動いたとしてもどんよりした重い気分は晴れません。このように邪気を排出することで、邪気の一種と考えられる霊障も排除することができるのです。

また、気を意識しながら医療ヨガをすると、顔がツヤツヤしてきて普通に医療ヨガをするよりも数倍効果があります。気がしっかり流れるとその気が溢れ、部屋全体が気に包まれるため、その部屋にいるだけでも癒されるくらい気が充実してきます。

○医療ヨガができない人をどう指導するか？

医療現場ではパーキンソン病や神経難病など、身体の動きの悪い方もおられます。そのような方でもできるように医療ヨガは作られていますが、それでもできない、あるいは中途半端にしかできない動きがいくつかは出てきます。その時どうすれば良いかが問題です。

よくインストラクターが行う指導方法は、動きの悪い人でも手を貸したり、補助をしたりしてできるところまで型どおりに行わせようとするやり方です。一見、それでよいと思われるかもしれませんが、実際にはあまり健康増進効果が上がりません。

その理由は二つあって、一つはその場で補助を受けながらできたとしても、家に帰ってできないとついつい何もしなくなるからです。たとえ家族が手助けしたとしても、たまに行うだけではリハビリ効果は現れません。

もう一つは、本人がとても頑張り屋さんで家でも懸命に行ったとします。それでもそれほど効果がでません。それは本当に動いてほしい動きが十分にできないからです。いくら本人が頑張ってみても、身体の動きが悪いため、効果が上がるほど十分には動かせていないのです。

ではどうすべきか？　このような場合、私が大切にしているポイントは、身体に障害のある方でも完全にできる、末梢と脊髄をしっかり動かす指導をすることなのです。補助用具を用いて動いてもらっても構いません。補助用具は家にあるもので十分間に合います。

クリニックでよく使っているのは、枕、座布団、タオル、壁。枕や座布団は腰や背中に敷いて横になり、その状態で身体をひねると、それだけでも身体には強い力がかかり脊髄矯正ができます。

また、タオルは足首に巻いて、それを持って背を反らすのに使い、手が届かない場合にも使います。自分で足を上げられない人は足を上げて壁にかければ大丈夫です。

補助用具を使わずにできれば筋力もつくので、それに越したことはありませんが、独力で不十分に行うよりも補助具を使ってする方がずっと効果があります。

実際の動きでは、蛇のように這いずる、腰に枕を敷いて足を壁にもたれかけて、下半身の血液やリンパ液を戻すことも行っています。このように、身体の動きが悪い人にはその人に合った、目的に応じた動きをアドリブで考えないといけない場合もあります。

○医療ヨガをするに当たっての注意書き

（一）まず、トイレはすませておきましょう。

（二）食事を食べてすぐはよくないので、少なくとも食後一時間はあけましょう

（三）身体の状態が良くない人は、準備運動でもしんどいかもしれません。無理なところは、できる程度に留めておきましょう。

（四）特に心臓病や肺の病気の方は、主治医とよく相談して、どの程度の運動なら可能かをしっかり尋ねておいてください。

（五）一度に多くの運動をしたり、頑張りすぎると、疲労がでたり、筋肉を痛めてしまいます。運動量はゆったり、気持ちの良い程度に留めておいてください。大切なことは、間違ったポーズをたくさんするよりも、時間は少なくてもよいので効果の出る形を確実にすることです。

（六）少しずつ、こまめに、疲れすぎない程度で、できるだけ毎日行うのが効果的です。

（七）ヨガをすると身体が熱くなると思いますが、熱いからといっていつまでも薄着でいると、体の芯熱が奪われて逆に寒気がしたり、風邪をひいたりすることがあるので注意しましょう。

（八）ヨガの後は、身体に滞っていた毒素が血中に流れ出て、重い、だるいなどの症状がでることがあります。水分をしっかり摂り、老廃物を出しやすくしましょう。

（九）砂糖入りジュース、カフェインの入ったお茶やコーヒー、また、アルコール類などは利尿作用があるので控え、白湯か水を摂るのがよいでしょう。

第十一章　『霊障改善ヨガ』の行い方

この章では、具体的な霊障改善ヨガの行い方について説明していきます。霊障改善ヨガは医療ヨガの基本全身調整の動きをベースに行います。霊障改善のためには、霊障を邪気と考えてそれを排出するのですが、それには動きを行う時の意識の持ち方が大切です。具体的にはそれぞれの動きで説明しましょう。

基本全身調整では、ゆっくりと呼吸しながら、全身の血液（動脈血、静脈血）、リンパ液の流れ、脊髄を矯正するための動き、リラックスできることが目標です。基本全身調整は、呼吸練習↓手足の末梢から次第に中心部↓体幹↓下半身の拳上↓完全リラックスという流れで行っていきます。

まず、動きのポイントとしては、全体を通じてなるべくゆっくりと動くことです。息を吐きながら伸ばし、伸ばしたらその姿勢を保ったままゆったりと余分な力を抜き、筋肉がスーッと伸びていくのを感じます。その時邪気を排出するようイメージします。戻す時は息を吸いながらゆっくりと戻し、戻し終わったら一呼吸休みます。息を吸う時に空間の気を吸い取るようにイメージします。頑張って伸ばそうとするのではなく、水の中に浮かんでいるような気持ちでゆったりと最小限の力で姿勢を保ちます。あくびをする時の、うーんと伸びをする感じで伸ばしながら、リラックスしていることが大切です。

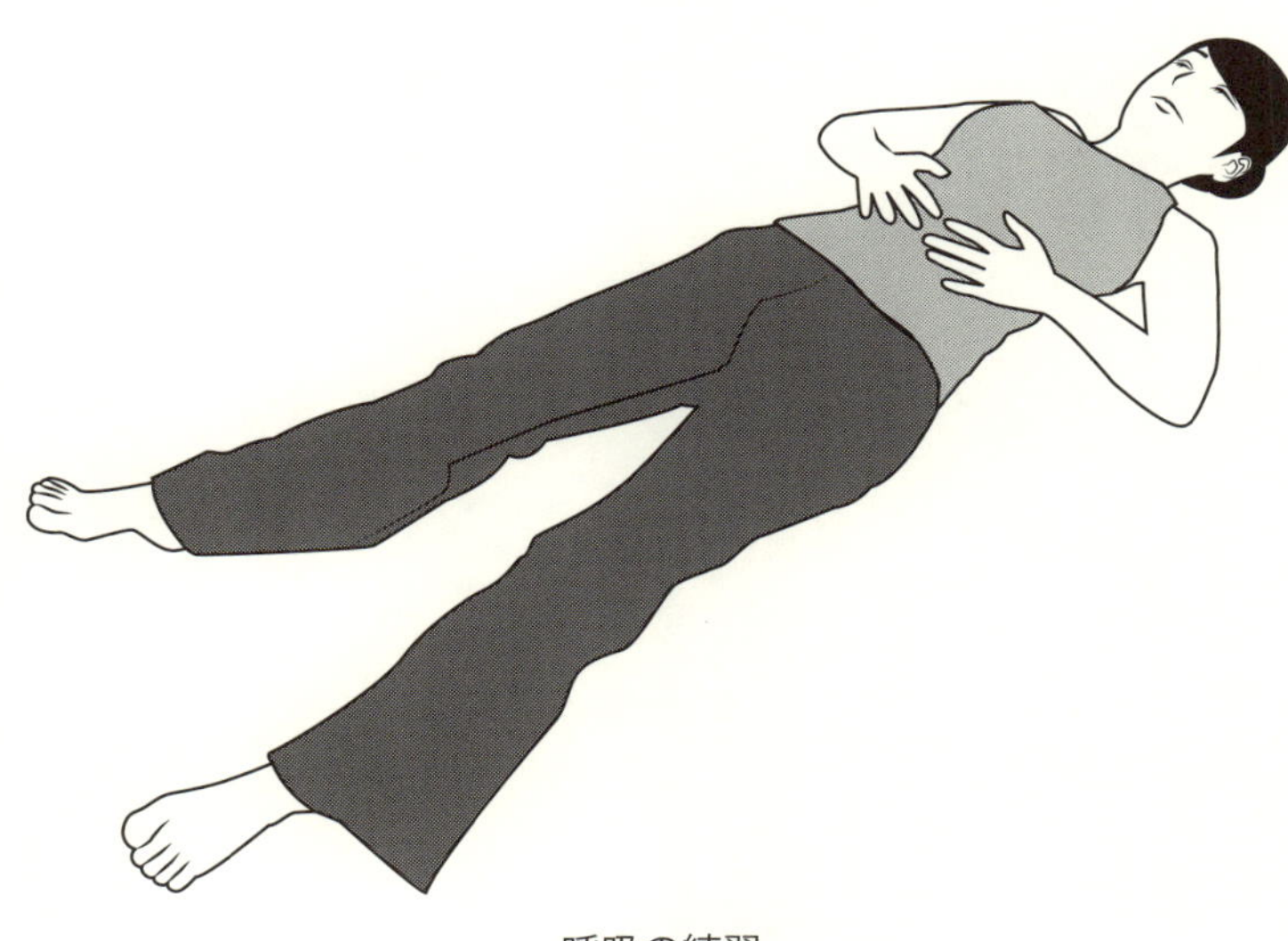

呼吸の練習

なお、動きについては、拙著『治りにくい病気が治る！「寝ヨガ」ＤＶＤブック』（マキノ出版）のＤＶＤで詳しく解説していますので、そちらの方も参照してください。

○呼吸の練習

仰向けになって、手足を伸ばしてゆったりとします。お腹の上に手を置いて、ゆっくりとお腹で息をします。呼吸の仕方は、吸う時よりも吐く息を長くします。

〈ポイント〉

このステップでは、すべての動きで行う呼吸法をマスターします。ゆっくりと長めに息を吐くことで副交感神経が働

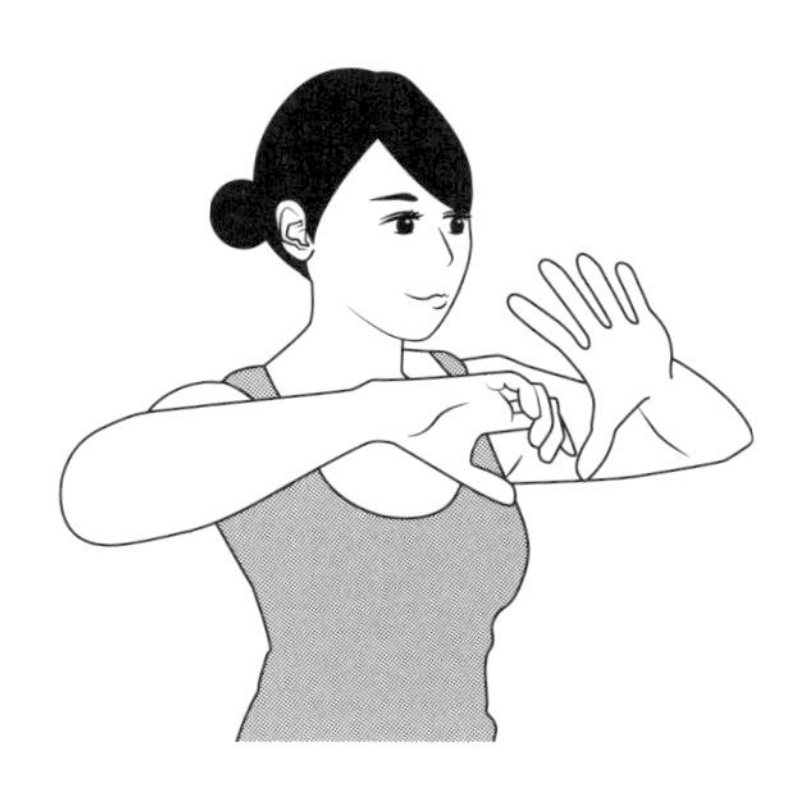
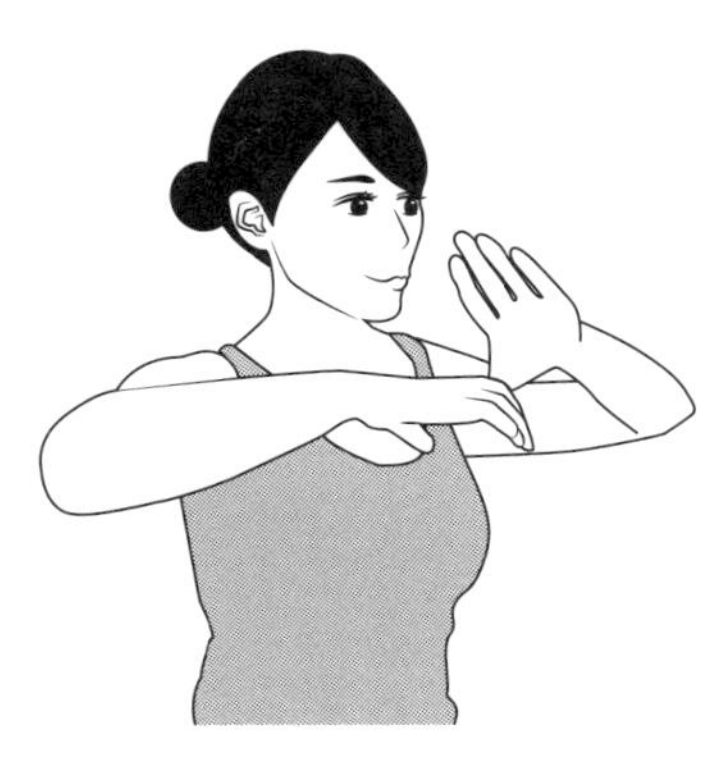

手の指伸ばし

き、リラックスできるのです。霊障改善のための意識のかけ方は息を吸う時に周囲からエネルギーを吸い取るようにイメージし、息を吐く時身体とその周囲を覆っている邪気をはねのけるようにイメージします。

○手足の末梢部から動かす

手足の末梢部から動かすと、心臓からいちばん遠い末梢までしっかりと血液が行き渡ります。手足の末梢部が固いとそこから邪気が排出しにくいので、柔軟にしておくことが大切です。

(一) 手の指伸ばし

手の指先を引っ張る動きです。指一本一本に少し回転を加えながら、指先をスポッと抜きます。左手の親指の付け根から順にゆっくりと回転を加えながら、指の先へしごくように引っ張っていきます。

〈ポイント〉

この動きをすると関節の動きが制限されやすい指の第一関節が伸びるので、指先の末端の末端まで血液の流れが良くなります。第一関節は動かしているつもりでも、日常ではそれほど動かしていないので、特に意識して動かす必要があります。

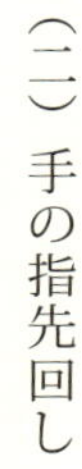

（二）手の指先回し

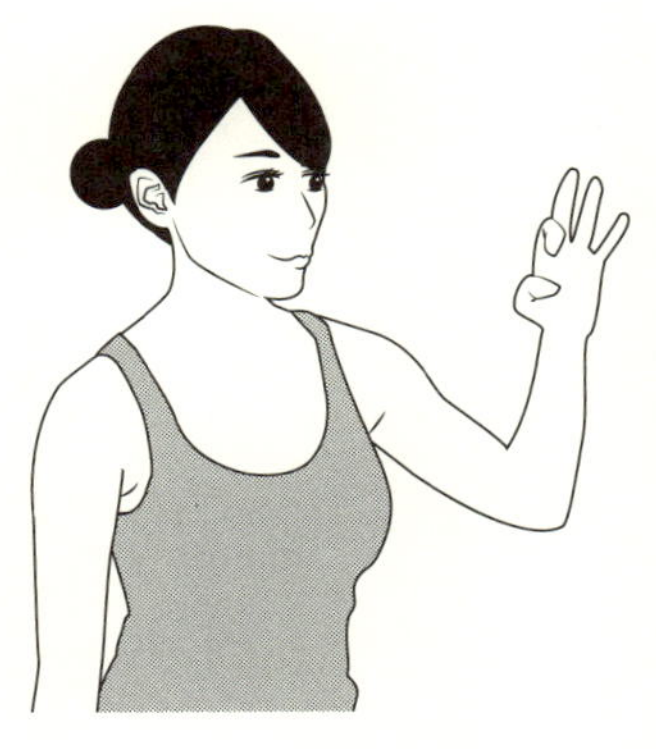

手の指先回し

トンボの目を回すように指先でくるくると円を描きながら、指を一本一本ゆっくりと回します。指を回す時、身体内の霊障の邪気が指を通して外に排出するようにイメージします。

〈ポイント〉

この時も第一関節から先を特に意識して動かすと、指先の末端まで血液の流れがとても良くなります。どうしても第一関節が動かない人は、第二関節を固定して第一関節を動かしましょう。

（三）手首伸ばし

手首を伸ばす運動です。まず腕を前に突き出して、親指を外に出して握りこぶしを作ります。腕を伸ばしたままで、握りこぶしをぐっと手前に引き寄せるように上に向けてください。最初は手首に力を入れて伸ばしますが、この姿勢を保ったまま、ゆっくりとなるべく余分な力を抜きます。ゆっくりと大きく、息を吐いたり、吸ったりしながら余分な力を抜き、ゆっくりと戻していきます。同じ要領で、こぶしを左右にグーッと開く。次に下側に向けて、最後に内側に向けます。息を吐いて手首を伸ばす時、身体内の霊障の邪気が手首を通して外に排出するようにイメージします。

〈ポイント〉

手首もふだんは最大限伸ばす動きをしていないため、関節の動きが制限されがちです。このポーズで手首を最大限伸ばして、柔軟性を保ちましょう。さらに、力を思い切り入れ続けるのではなく、伸ばしながら最小限の力で、ゆったりとした気持ちで姿勢を保つ練習もします。

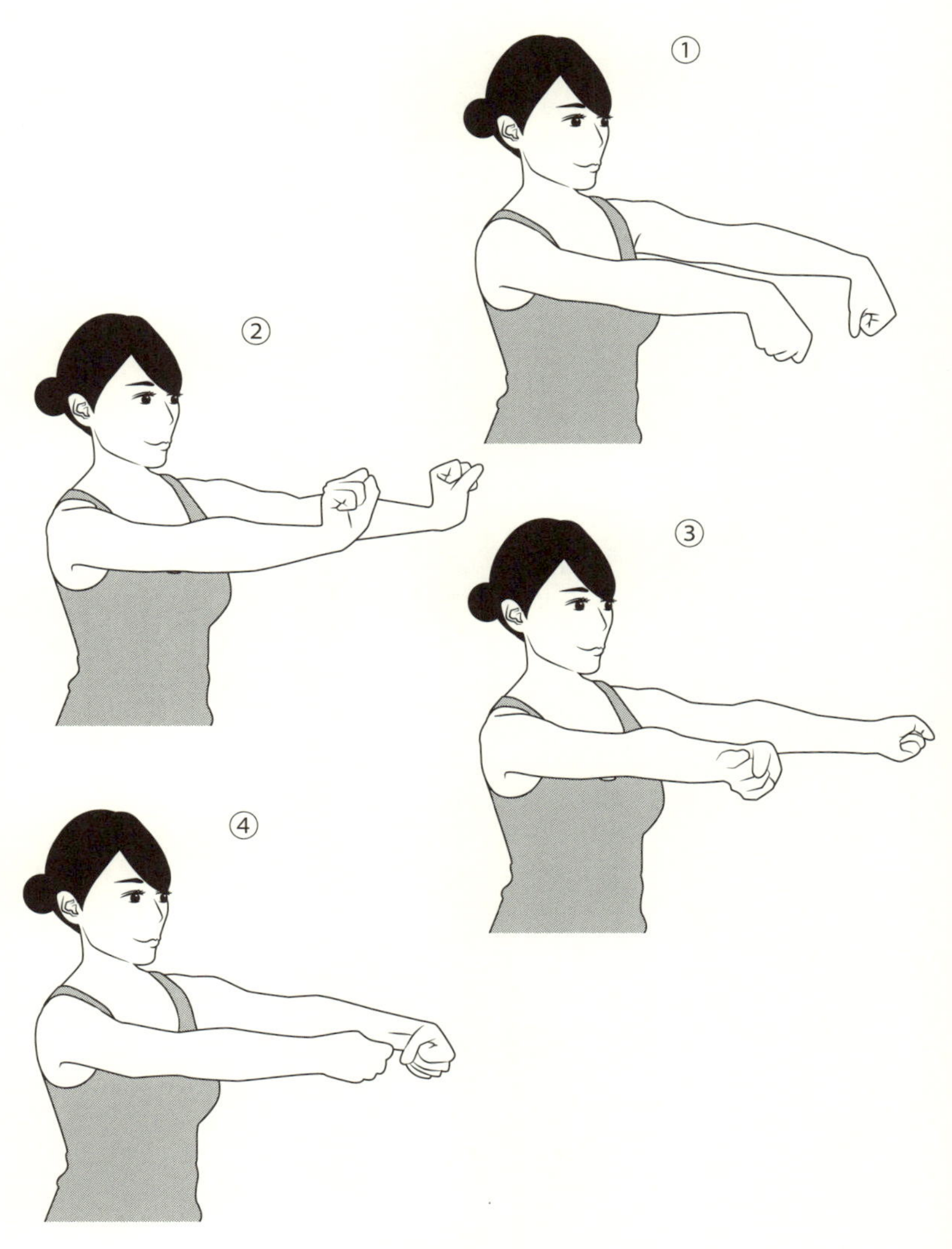

手首伸ばし

（四）足の指伸ばし

足の指を引っ張って伸ばします。右手で左足の親指を持ちます。右手で一本一本、指をぐる～んと回しながら、ゆっくりと伸ばし、最後に指をスポッと抜くような感じで引っ張ります。親指が終わったら、順番にすべての指で行います。

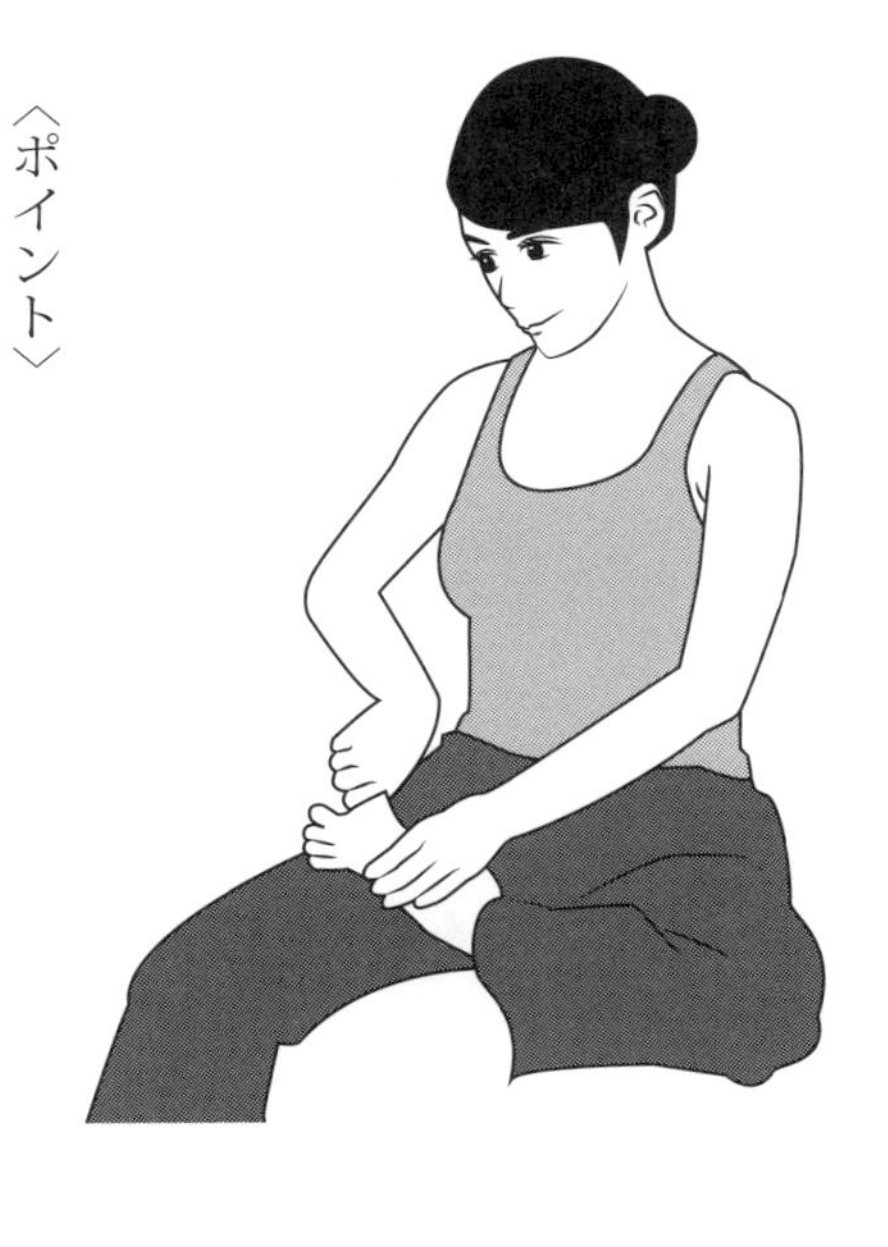

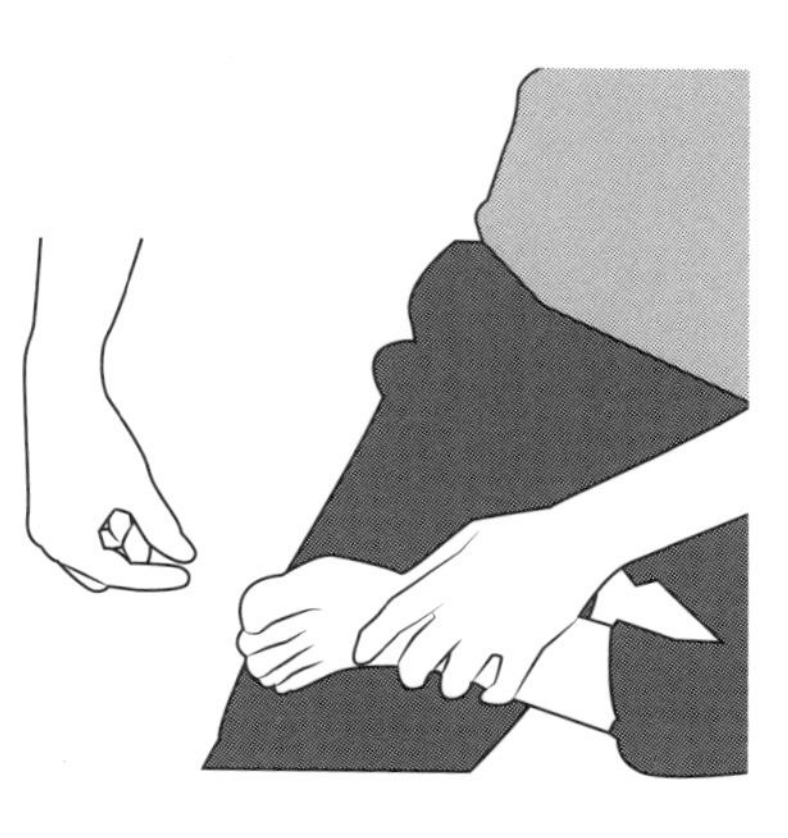

足の指伸ばし

〈ポイント〉

手の場合と同じように、先端を意識して動かすことで、指先の末端まで血液の流れがとても良くなります。

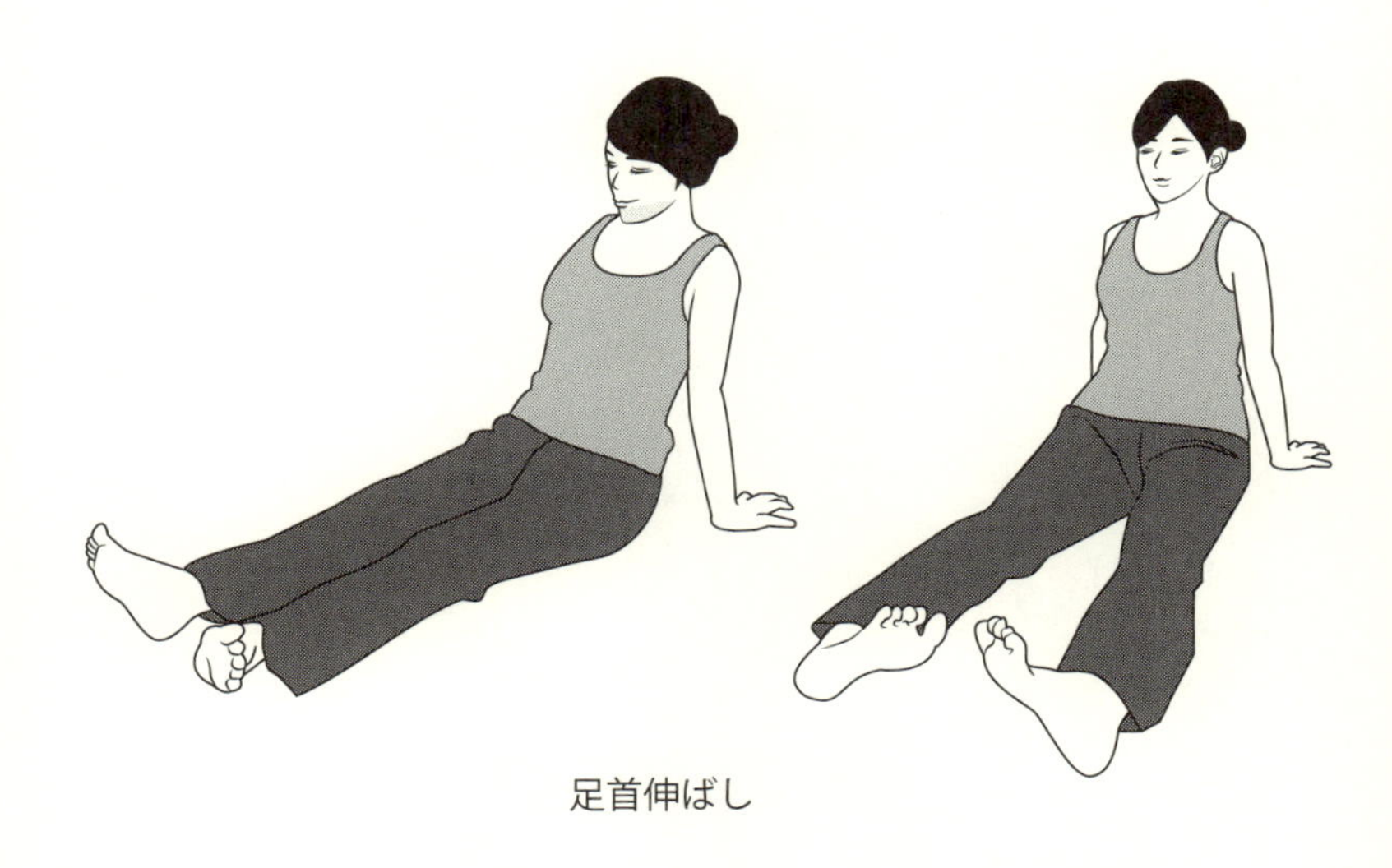

足首伸ばし

（五）足首伸ばし

足首を伸ばす運動です。まず両足を前に伸ばして座ります。足のつま先を手前にグーッと引き寄せます。足首に力を入れて手前にグーッと引き寄せたら、その姿勢を保ったまま、ゆっくりとできるだけ余分な力を抜きます。

同じ要領で、つま先を左右に開くように外側へ向け、次に前方に向けた後、最後に内側に向けます。息を吐いて足首を伸ばす時、身体内の霊障の邪気が足首を通して外に排出するようにイメージします。

〈ポイント〉

手首と同じように関節の動きが制限されやすい部位です。このポーズでは柔軟性を保つため、足首を最大限伸ばします。力を入れ続けるのではなく、最小限の力でゆったりとした気持ちで姿勢を保ちます。

○横姿勢で体幹をひねり、脊髄矯正をする

（一）仰向けでする脊髄矯正

仰向けで体幹をひねる動きです。仰向けになって、肩甲骨のところに二つ折りの座布団を敷きます。腕をバンザイして上に伸ばして足を組みます。左の膝に右側の膝を乗せてゆっくりと息を吐きながら、左側に膝を倒していきます。この時、右の肩が浮かないようにして、腰をひねります。膝を倒せるところまで倒したら、そのままで、ゆっくりと呼吸しながら、ゆったりと全身の力を抜きます。その時吐く息とともに胸にいる霊障の邪気が胸から外に向かって排出するようにイメージします。七秒ぐらいしたら、ゆっくり息を吸いながら、膝をもとの位置に戻します。反対側も同じように行います。

次に肩甲骨の中ほどに座布団を敷いて、同じ要領で行います。最後に腰に座布団を敷いて同じ要領で行います。排出イメージは座布団を敷いているところが中心になります。

〈ポイント〉

背中に座布団を敷くと、自分の体重の重みで背面を圧迫して、滞っている静脈やリンパ液を動かし、脊髄に働きかけて脊髄矯正します。邪気排出のイメージは単に身体の外に出されるだけでなくできるだけ、身体から離れた所へ排出するとイメージするのがコツです。

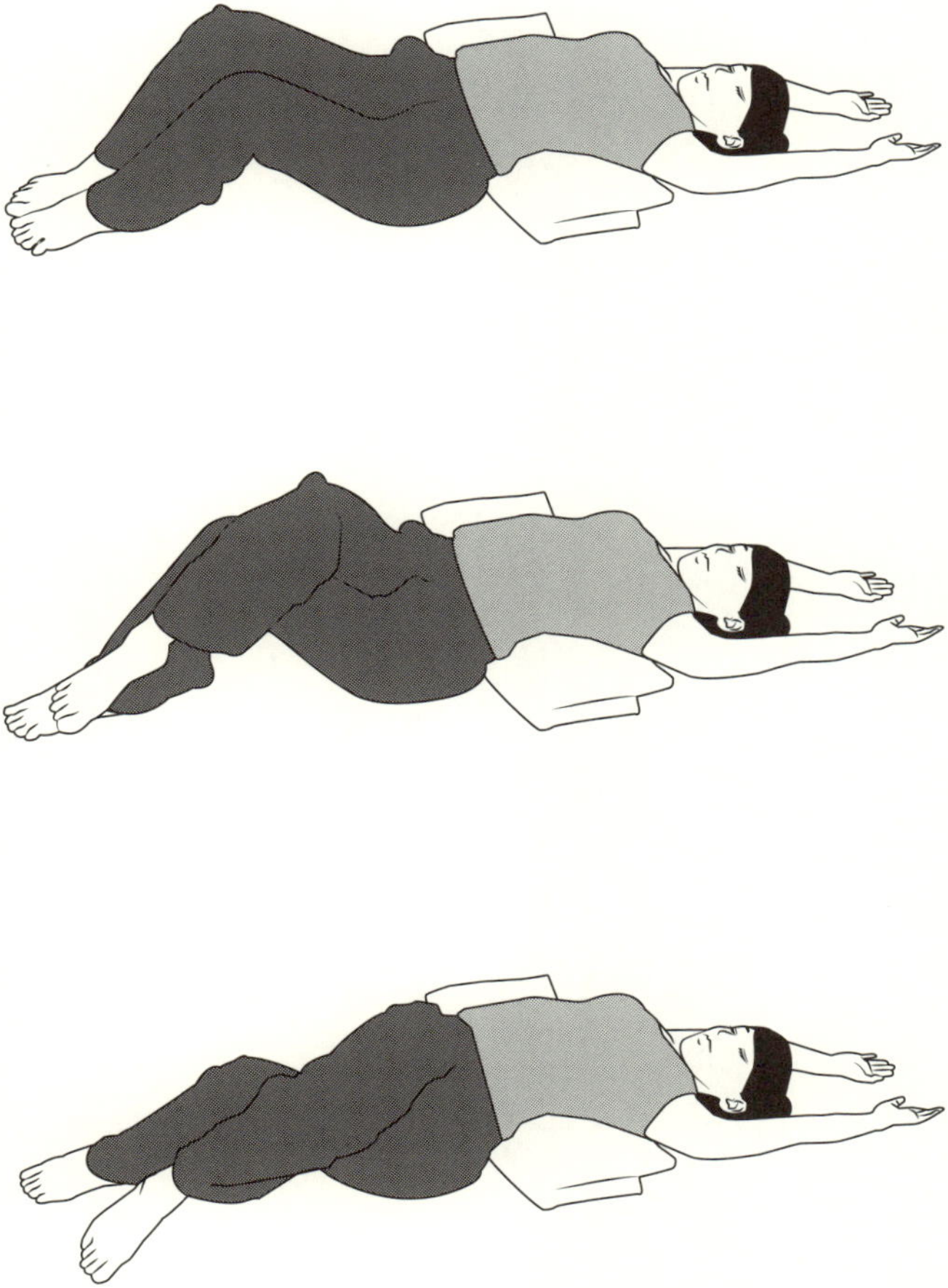

仰向けでする脊髄矯正

（二）うつ伏せでする脊髄矯正

うつ伏せで体幹をひねる動きです。うつ伏せで顔と膝を互い違いに向けて胸から上を持ち上げます。うつ伏せに寝て、両膝をそろえて左に曲げ、顔は右に向けます。その姿勢のまま体全体が床に沈み込むようにイメージしながら、七秒ほど、そのまま力を抜いて休みます。

次に顔を右に向けたまま、ゆっくりと息を吐きながら、胸から上を持ち上げます。胸から上を持ち上げた時、余分な力をできるだけ抜いて、ゆったりとした気分を味わってください。その時吐く息とともに肩甲骨あたりの霊障の邪気が背中から外に向かって排出するようにイメージします。数秒後にゆっくり息を吸いながら戻します。

そして、膝は曲げたままで、顔をまっすぐにして、あごを床につけ、同じ要領で持ち上げます。次に顔を左に向けて、同じ要領で持ち上げます。反対側も同じ要領で行います。それぞれで邪気排出イメージをします。

〈ポイント〉

ひねりを加えた姿勢で脊髄に刺激が加わり、単にその姿勢で休むだけでも脊髄矯正になります。このポーズは胸から上を持ち上げるため、猫背矯正にはかなり効果があります。

また、左右の肩甲骨をできるだけ寄せるようにしましょう。邪気排出のイメージは単に身体の外に出されるだけでなくできるだけ、身体から離れた所まで排出するとイメージするのがコツです。

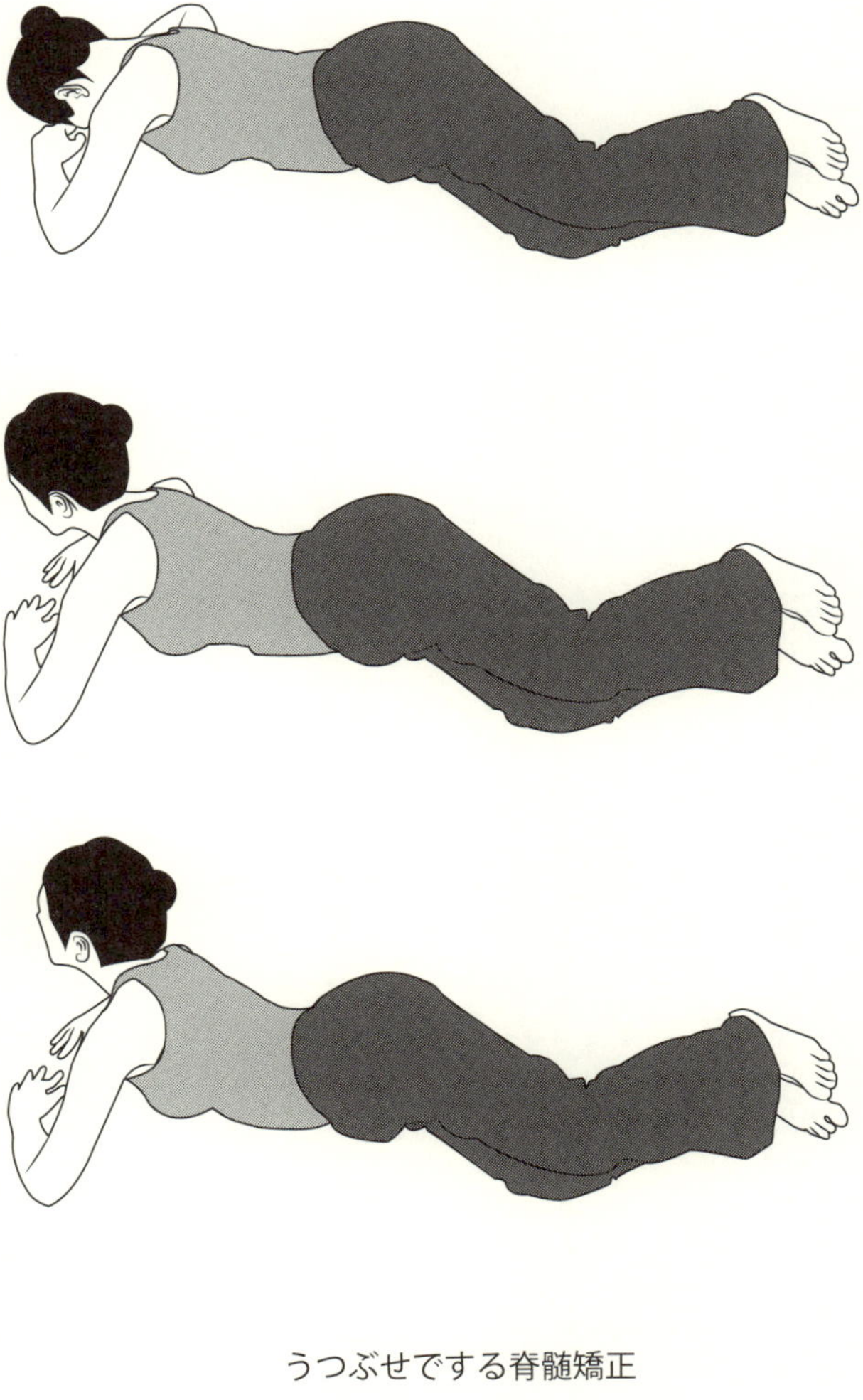

うつぶせでする脊髄矯正

（三）猫のポーズ（肩を伸ばす）

猫のポーズで胸と腕を伸ばします。四つん這いになって膝を九十度に立てます。息をゆっくり吐きながら、左腕を斜め前に伸ばしていきます。左の肩が床につくくらいまで腕を伸ばしていきます。腕を伸ばし切ったら、指先をわずかに反らし、そのまましばらく、なるべく余分な力を抜いて、ゆったりと呼吸します。息を吐いて腕を伸ばす時、胸の霊障が腕を通して外に排出するようにイメージします。息を吸いながらゆっくりと戻します。

次は、左腕を真横に、最後に左腕を斜め後ろに同じ要領で伸ばします。左側が終わったら、右側も同じ要領で伸ばします。それぞれ伸ばす時も同じように邪気排出のイメージをします。

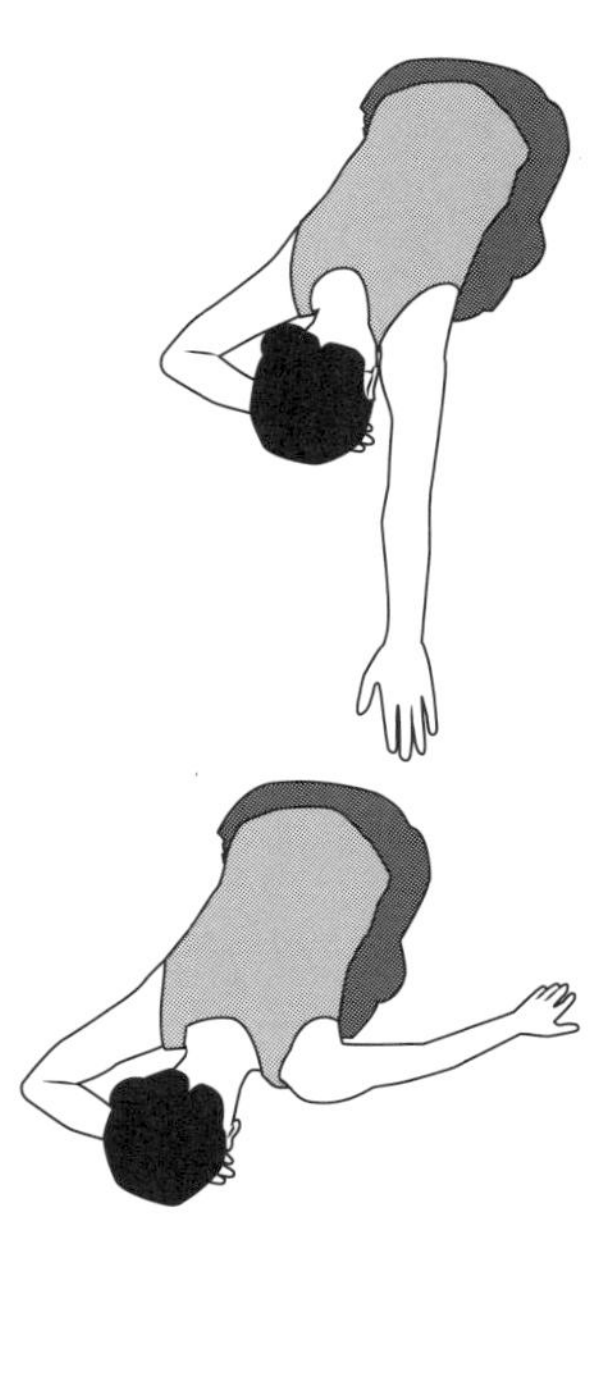

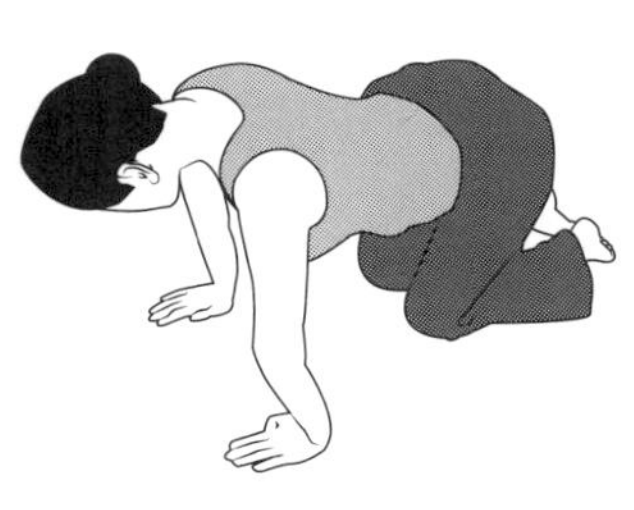

猫のポーズ（肩を伸ばす）

〈ポイント〉

このポーズでは肩や腕を伸ばす効果があります。背中を丸めると猫背が治らないので、背中を反らすことが大切です。腕を伸ばす時、できるだけ肩甲骨を内側に動かしてください。ゆったりとした気持ちで行うのがコツです。

(四) 猫のポーズ(腰をひねる)

猫のポーズで腰を左右にひねります。四つん這いの姿勢から、ゆっくりと息を吐きながら右に腰をひねっていき、腰が床につく手前で止めます。しばらくそのままの姿勢で、

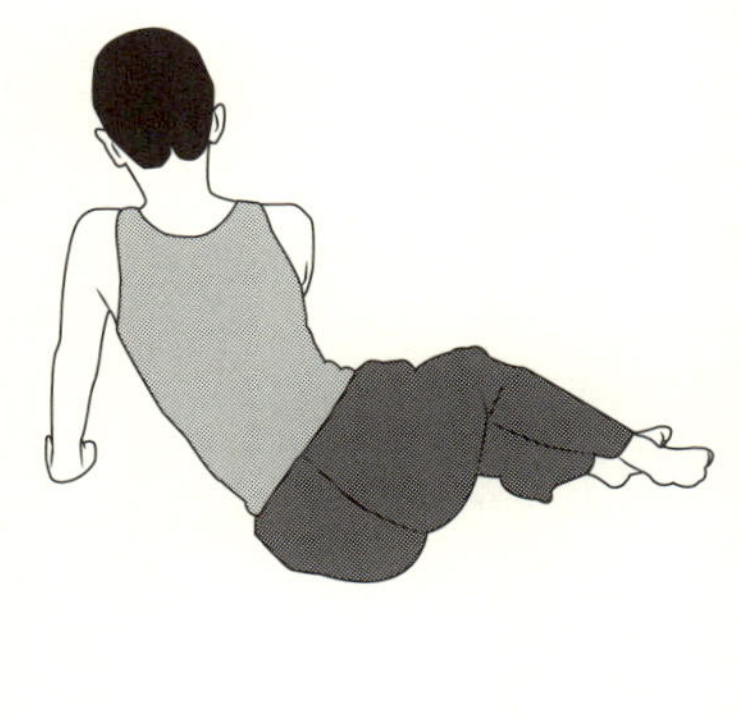

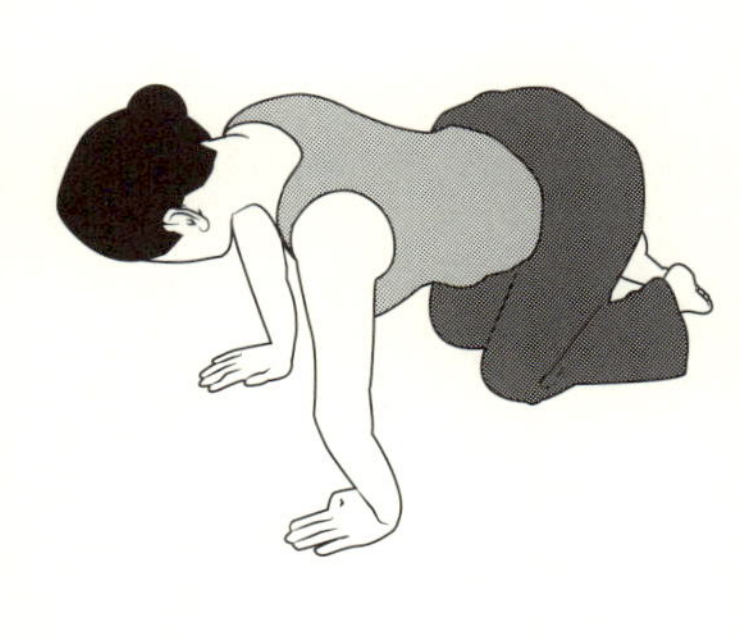

猫のポーズ(腰をひねる)

ゆったりと呼吸を繰り返してください。息を吐く時、腰の霊障の邪気が腰から外に排出するようにイメージします。息を吸いながらゆっくりと元に戻します。左側も同じ要領で行います。

〈ポイント〉

腰をひねって腰の脊髄矯正に役立つポーズです。体幹をひねることで、脊髄内での静脈やリンパ液の滞りを改善します。また腰の歪みを矯正する作用もあります。邪気排出のイメージは単に身体の外に出されるだけでなくできるだけ、身体から離れた所へ排出するとイメージするのがコツです。

(五) 弓のポーズ

腹ばいになり、弓のように反らすポーズです。

腹ばいになり、左手で左足首を持ちます。右手と右足はまっすぐに伸ばします。右手を伸ばしながら、左手で左足首を引き上げるように、ゆっくりと息を吐きながら上体を反らしていきます。反らしたままで、しばらくゆったりとした気持ちで呼吸を繰り返します。その時吐く息とともに体幹の霊障の邪気が背中から伸ばしている腕や足に向かって排出

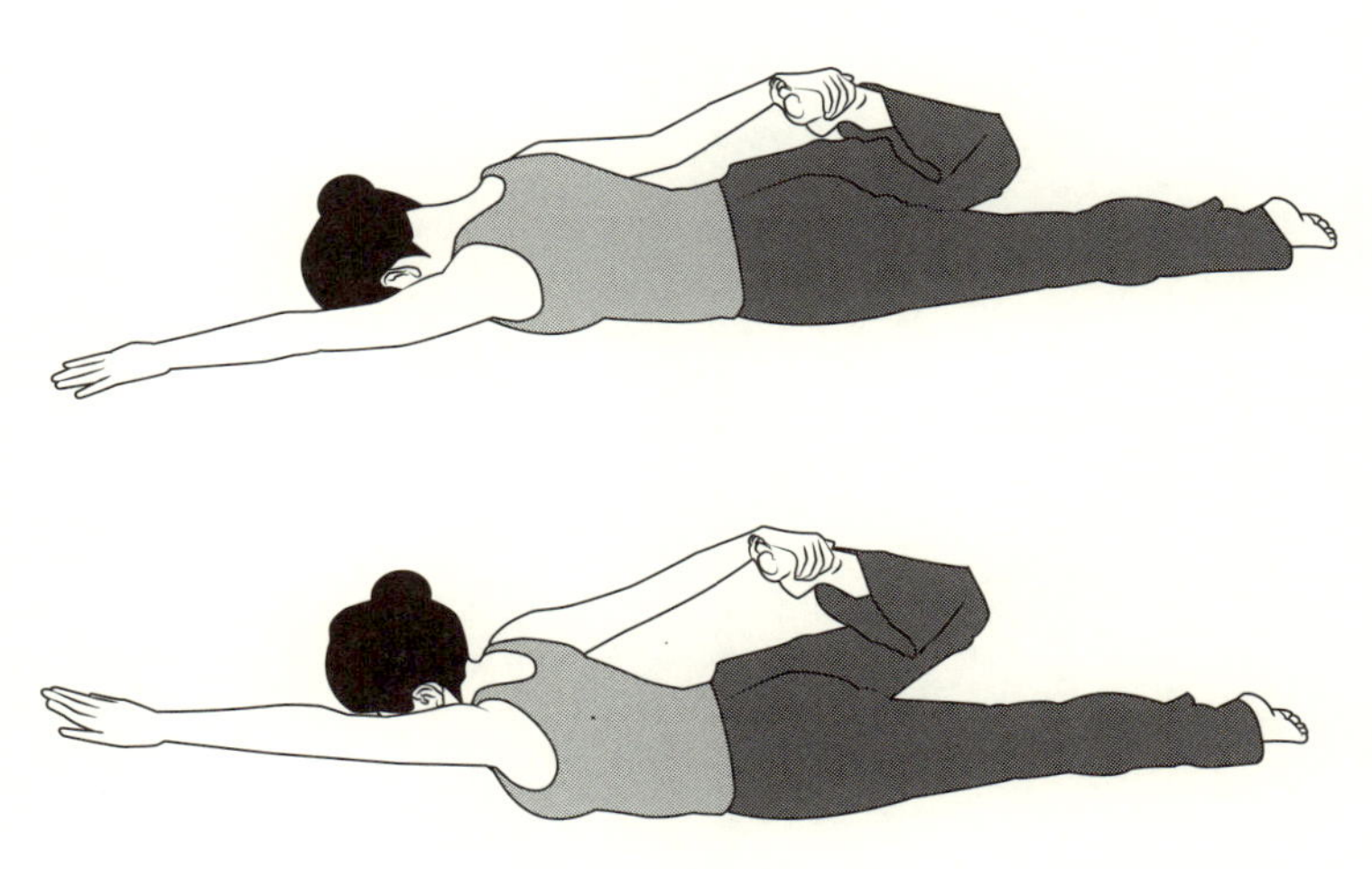

弓のポーズ

するようにイメージします。ゆっくりと息を吸いながら、手と足を床に下ろし、全身の力を抜いて十秒ほど休みます。反対側も同じ要領で行います。

さらに両手で両足首をつかみ、足を引き上げるようにしながら、胸から上を反らします。ゆっくりと息を吐きながら反り、しばらくそのままで呼吸を繰り返します。その時吐く息とともに背骨の霊障の邪気が背中から外に向かって排出するようにイメージします。息を吸いながら、手足を下ろします。

〈ポイント〉

脊髄近くの筋力を増強させる効果があります。また猫背をはじめ、脊髄矯正効果もあります。曲げる時は顎を極端に持ち上げすぎないようにして、体幹から手足まで曲線を描くようにして曲げるのが大切です。両手で両足首をつかみ、足を引き上げるポーズでは邪気排出のイメージは単に身体の外に出されるだけでなくできるだけ、身体から離れた所へ排出するとイメージするのがコツです。

○下半身を上げてリンパ液の滞りを戻す

（一）アレンジした鋤（すき）のポーズ

下半身をできるだけ上げます。倒立のポーズをして、さらにできる人は鋤（すき）のポーズまで行います。動きが良くない人は、腰のところに座布団を二つ折りにして当て、仰向けに寝ます。仰向けでゆっくりと息を吸いながら、両足を揃えてまっすぐ垂直に上げていきます。

この時、膝の裏を伸ばすようにしてください。垂直方向まで上げたら、足を一本の軸に見立てて、足の付け根から太もも全体をギューッと内側へひねります。

息を吐きながら、つま先を内側に向けてひねります。息を吸いながら元に戻し、今度は足の付け根から太もも全体を外側へひねります。息を吐きながら、つま先が左右に開くように、しっかりとひねります。

次に、ゆっくりと両足を左右へ開きます。息を吐きながら、なるべくゆっくりと開きま

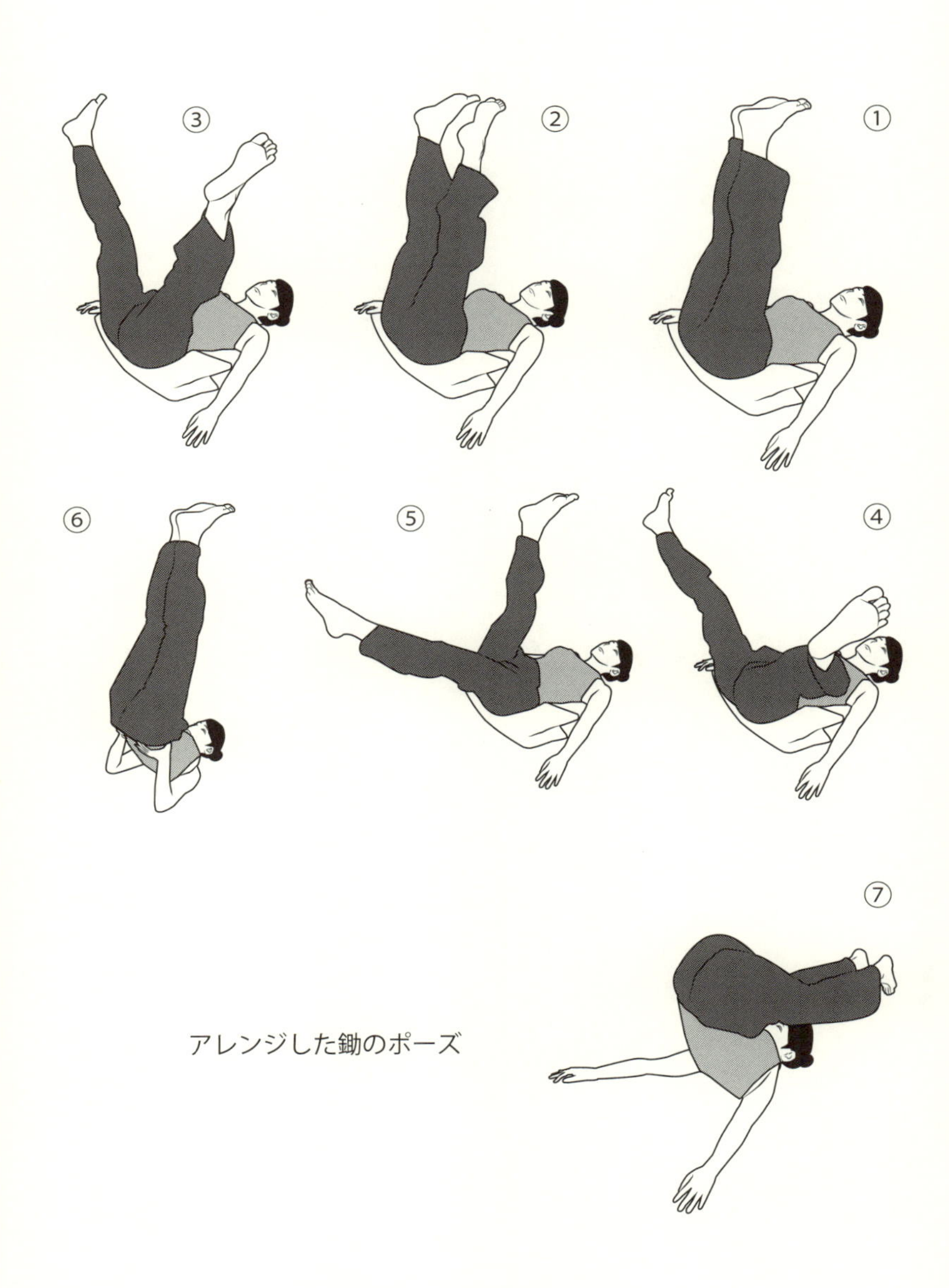

アレンジした鋤のポーズ

す。息を吸いながら、ゆっくりと戻します。今度は、前後方向にも同じ要領で開閉します。反対側も同じ要領で行います。いずれも息を吐く時、腰の霊障の邪気が足から外に排出するようにイメージします。

さらにできる人は、上に両足を伸ばします。次に息を吐きながら、頭の方にスーッとつま先を下ろしていきます。しばらくの間、その姿勢でゆっくりと呼吸します。息を吐く時、腰の霊障の邪気が腰から足に排出するようにイメージします。息を吸いながら、足を伸ばしたまま、ゆっくりと垂直方向に戻します。そして息を吐きながら、ゆっくりと足を床に下ろしていきます。

〈ポイント〉

このポーズによって、下半身に滞っている静脈血やリンパ液が上半身に戻り、下半身が柔軟になります。脊髄にもしっかりと働きかけるので、脊髄の柔軟性が増し、脊髄矯正の効果もあります。腰から足にある邪気を排出するのに役立ちます。

○くつろぎのポーズ

リラックスして全身脱力するポーズです。

仰向けに寝て、手足を伸ばします。手のひらを上に向けて、体の横に置きます。息を吸う時、全身が軽くなってふわーっと浮くようにイメージします。息を吐く時には、全身の重みで体がズンとのめり込むようにイメージします。

次に、体の力を順番に抜いていきます。頭を意識して息を吐く時、頭の力が抜けていくとイメージします。肩、胸、お腹、腰、腕、下半身と同じ要領で脱力していきます。しばらくそのまま、ゆっくりと呼吸をしながらリラックスします。息を吸う時に周囲からエネルギーを吸い取るようにイメージし、息を吐く時身体とその周囲を覆っている邪気をはねのけるようにイメージします。

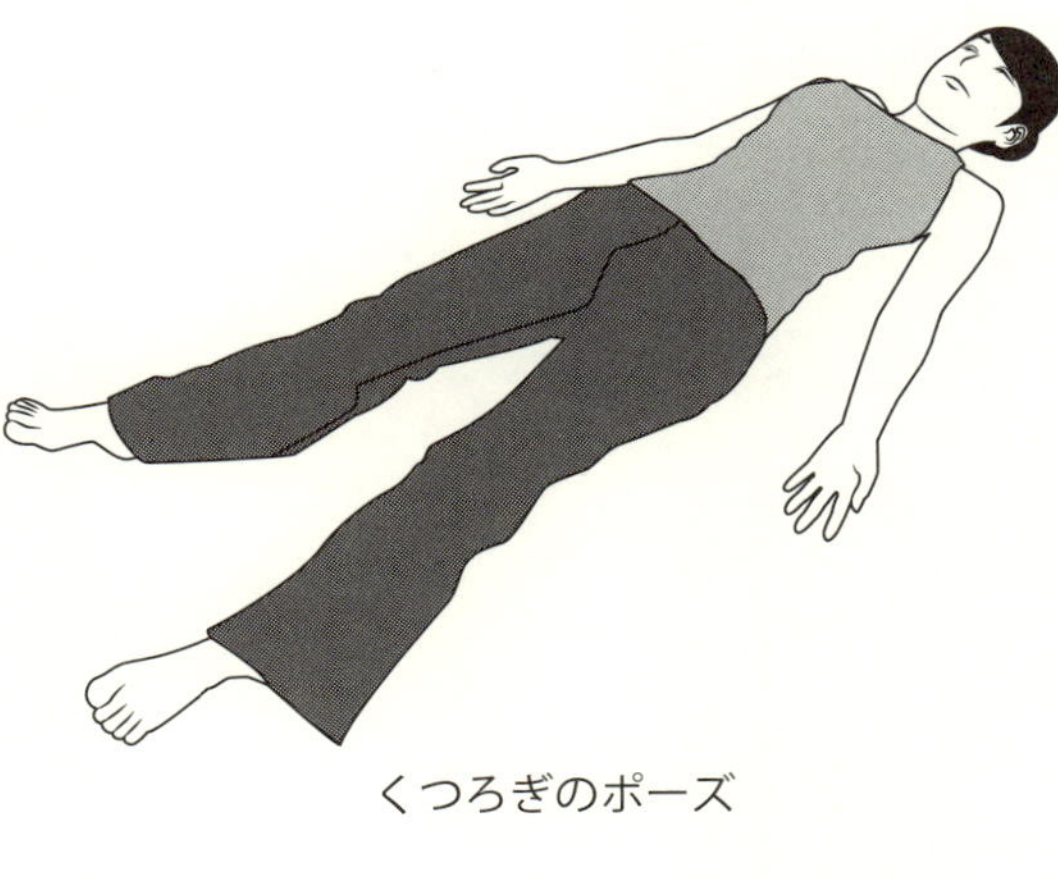

くつろぎのポーズ

〈ポイント〉

ここまでやれば完全にリラックスできます。一連のヨガの動きをして、体調が整ったのでリラックスできるのです。それをしないで、単に横になって脱力するだけでは、血液やリンパ液の流れが改善されず、脊髄も歪んだままなので、十分にリラックスできません。そのため、真の意味でのくつろぎのポーズができないことになります。邪気をはねのけるようにイメージする時、力まないようにします。力むとリラックスできません。呼気とともにゆったりと邪気を排出しているようにイメージしましょう。

第十二章　意識体の供養を考える

これまでの章で述べてきたのは、意識体を癒して霊障ヒーリングする方法でした。一方、供養に目を向けると、供養には意識体を癒すことと類似点があります。となれば、供養には霊障ヒーリングと同じことをすれば効果があるのではと思うようになりました。以下は霊障ヒーリングをしていた私が供養にまで目を向けた経緯です。

○城下町で、たくさんのゴーストがやってきた

戦国時代に作られたお城では戦いで多くの人が殺され死んでいます。そのためかお城の周囲にはゴーストが多いようです。

ちょっとお洒落な雰囲気に憧れてある城下町を訪れたところ、御多分に漏れずゴーストがいるのを感じ取りました。お城だからそりゃあ、いるだろうなと思いながら、昼間は川の流れも綺麗なので街中を散歩して楽しんでいましたが、日が暮れてから次第にゴーストが多くなってくる感覚に襲われました。それだけではありません。私の周りにゴーストが集まりだしてきたのです。最初は「こんなこともあるわなぁ」と軽く考えていたのですが、だんだん数が増えてなんと百体以上のゴーストが私の周囲にいるのを感じるまでになりました。

こんなに多くなったら、ゴーストの影響を受けて疲れてたまりません。そこで、気当て診断法でゴーストの言い分をチェックしてみることにしました。気当て診断法では、「はい」か「いいえ」で答えられる質問をし、ゴーストから答えをもらうリーディングもできるのです。例えば「城の家来だったゴースト」と意識をしながら、ゴーストに気当て診断をして「はい」という反応（気の跳ね返り）があれば、そのゴーストは家来だったと判断できます。同じ方法で百年以上前、二百年以上前などと意識してゴーストの生きていた年代を特定することも可能です。また、女性か男性かを聞くこともでき、条件を色々付けてもっと細かいことを聞くこともできます。

この日もゴーストの言い分をチェックするためにいろいろとリーディングしたところ、周囲のゴーストたちはどうやら私に助けを求めているようでした。

○ゴーストを集めて霊障ヒーリングした

最初は、一体一体に天賜気功によるゴーストを癒す気で霊障ヒーリングを始めました。しかし、百体以上のゴーストを相手にこの方法だと何時間かかるかわかりません。

そこで虫除け用に持ってきていた自作の、「アロマ入り焼酎スプレー液」にゴーストを癒す気を入れて、「ゴーストを癒すスプレー」として撒いてみました。すると、スプレーされたゴーストはあっという間に霊障ヒーリングされ、その効果に自分でも驚き！

しかし、まだ空間のあちらこちらに大量にいるので、この方法でも時間がかかってしまう。そこでふと思いついたのが、ゴーストに集まってもらって一度に霊障ヒーリングする方法でした。集める場所をひと所に決めて、あちらこちらのゴーストに呼びかけて集まってもらいました。そしてゴーストを癒すスプレーを二、三度撒くとその場に集まったゴーストたちは一気に霊障ヒーリングされたので、またまた驚き！

このことがあってからは、大勢のゴーストを供養する際にはこのように集まってもらう方法を取り入れました。

目に見えないのにどうやって集まってもらうんだと思われる方もいらっしゃると思いますが、ゴーストは例え見えなくとも生きている人間と変わりありません。集まってもらう時も「こちらに来てください」と声をかけます。中には自分が呼ばれていると分かっていないゴーストもいるので、その方にも普通に声をかけるよう呼びかけて集まってもらうのです。

○意識体の供養とは

ゴーストだけではなく、すでに成仏している意識体の供養についても考えてみました。ゴーストを成仏させることもひとつの供養でしょうが、たとえ成仏していても霊界では次元というか階層があり、さらに高い境地があるように思われます。それゆえ、成仏した意識体についてはさらに高次元に上げることが供養と考え、気のエネルギーを用いた私なりの供養法を考え出しました。

○私が行う意識体の供養方法

私が行う意識体の供養法を一言で言うと、意識体をお呼びして感謝の気持ちを伝え、気のエネルギーで意識体を癒します。そうすると意識体が癒され、高次元に上がっていきます。

お金を出して僧に頼むだけとか、位牌に向かって言葉をかけるだけなど形だけでは効果はありません。大切なのは意識体が癒されることです。供養する人の真心だけでもかなりの意識体が癒されます。

ただ、自殺したとか筆舌に尽くし難い苦しみや、霊界を理解していない迷える意識体には、真心だけではなかなか高次元に上がる供養ができません。このような時には、意識体を癒す癒しのエネルギーが必要になります。

では、私が行っている供養方法を紹介しましょう。伊勢白山道さんの方法をアレンジしました。

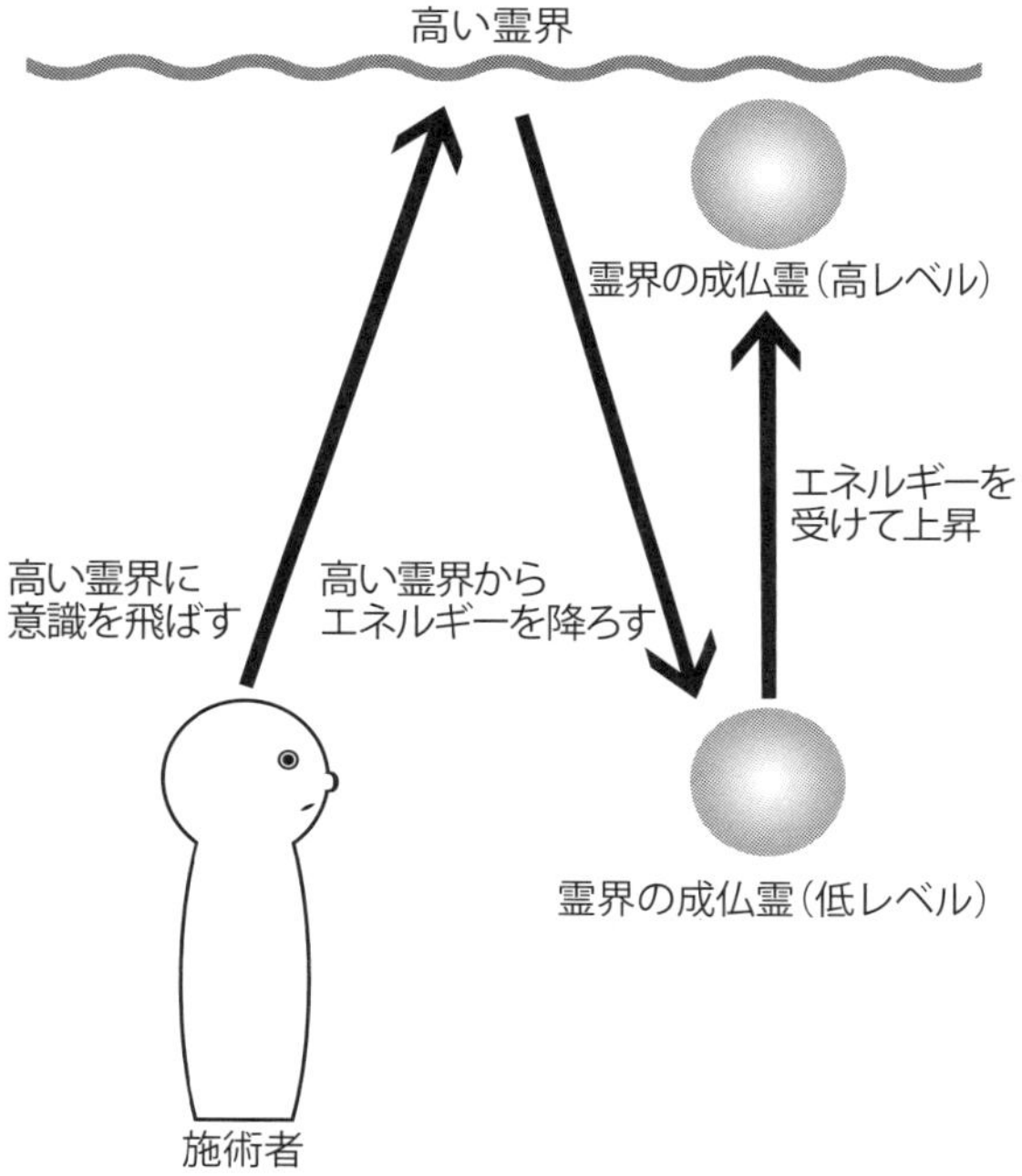

高い霊界
霊界の成仏霊（高レベル）
エネルギーを受けて上昇
高い霊界に意識を飛ばす
高い霊界からエネルギーを降ろす
霊界の成仏霊（低レベル）
施術者

すでに成仏している意識体の供養

準備するもの
・位牌の代わりに「○○家先祖代々の霊位」と書いた札を立てる。
・線香立てを準備する
・コップに水を入れる
（霊障除けにアイヌ帯を身体に巻いておくのが望ましいです）

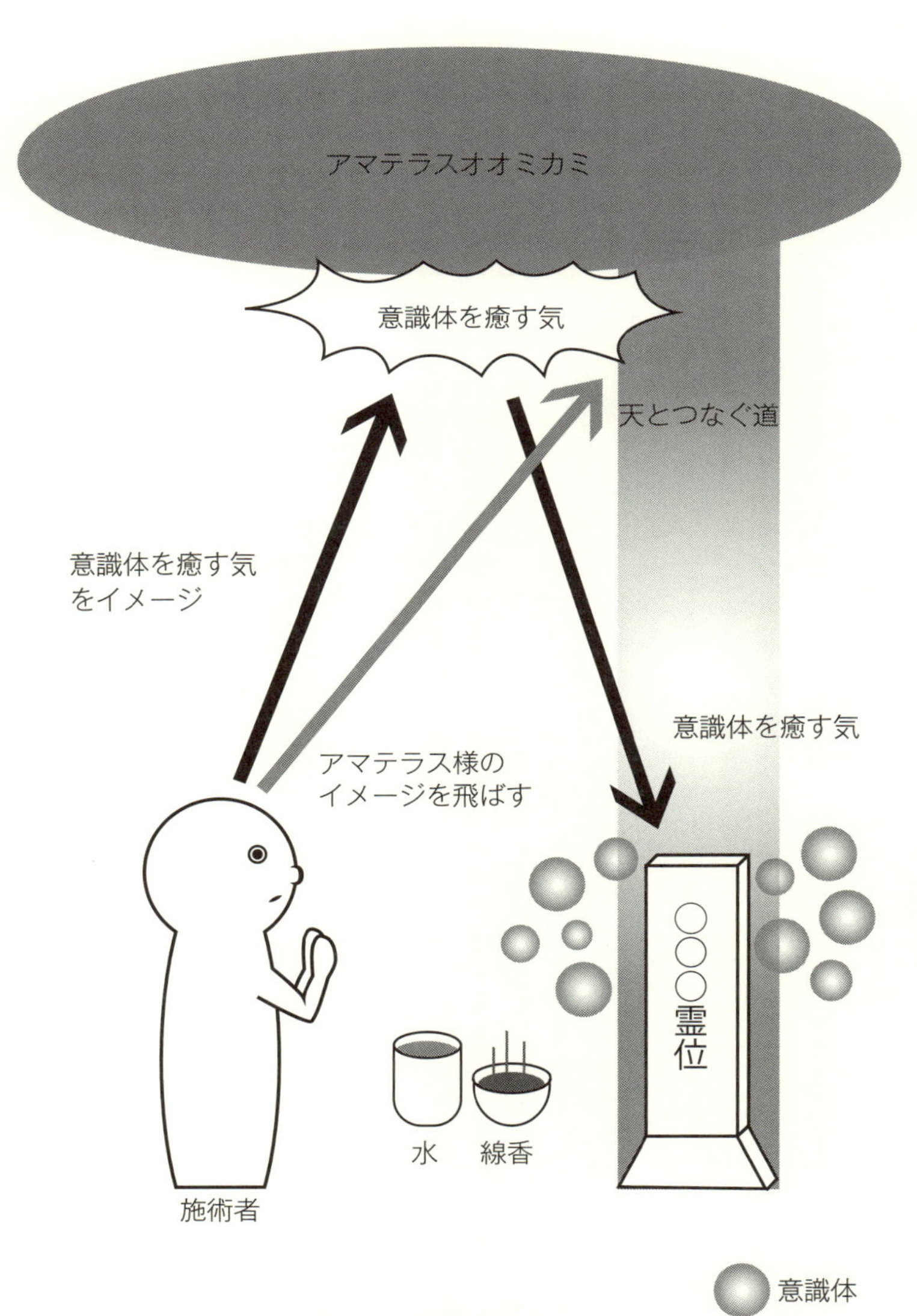

意識体の供養方法イメージ

供養の仕方

（一）霊位周辺の空間を天賜気功（てんしきこう）の気で浄化する。

（二）二本の白檀線香に火をつけて、線香を立てる。

（三）ご先祖様に捧げるように「どうぞ」という気持ちで、線香の煙を周囲の空間に送る。

（四）ご先祖様に呼びかける気持ちを四方八方の空間に送って、そこにご先祖様がいるのを感じ取る。

（五）「ご先祖の皆々様、この霊位の前にお集まりください」という気持ちで、ご先祖様を四方八方の空間から霊位に誘導する。（この時しっかり誘導しないと、集まってきたご先祖のゴーストに憑依されることがあります）

（六）霊位の前に集まって来られたご先祖様に、感謝の気持ちを伝える。

（七）さらに一本、火をつけた線香を立てる。

右記三～六と同じように、「その他、縁のある諸々の霊の方々」に対して行う。

ただし、霊位の左右や後ろなど、ご先祖様とは別の場所に集まってもらう。

（八）感謝の気持ちを伝え終わったら、高次元の存在からエネルギーをいただき、意識体

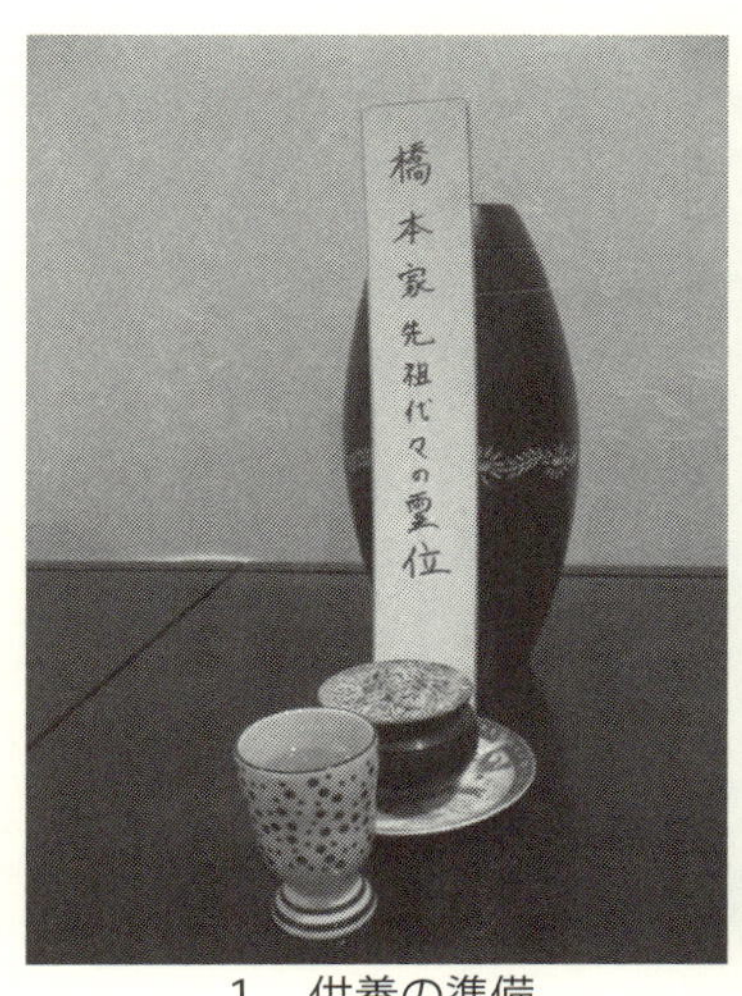

1．供養の準備

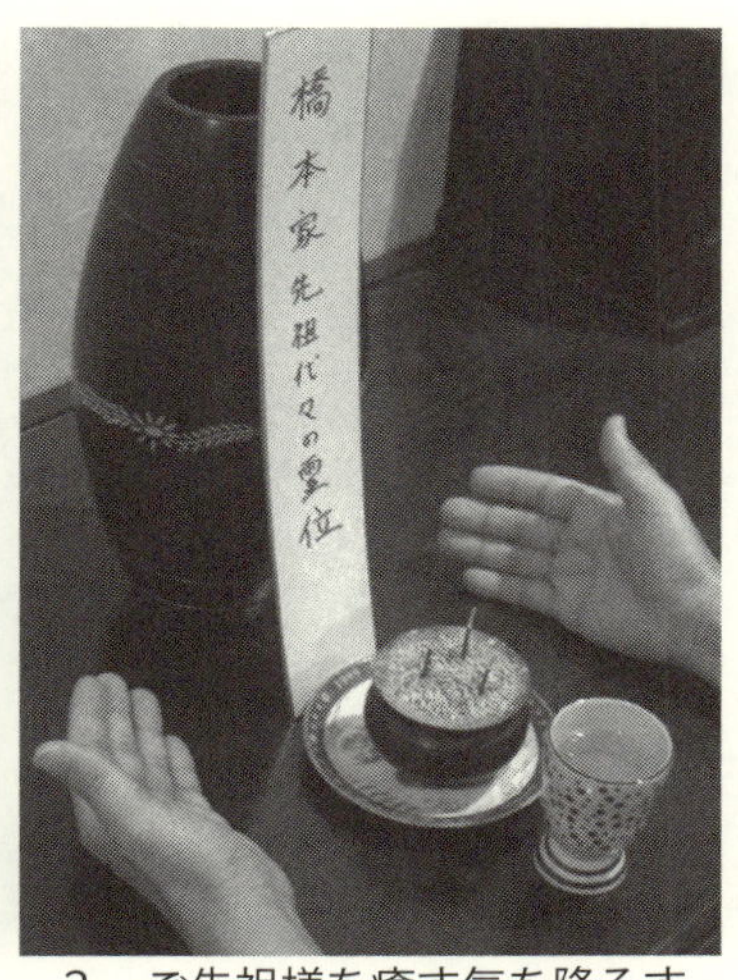

2．ご先祖様を癒す気を降ろす

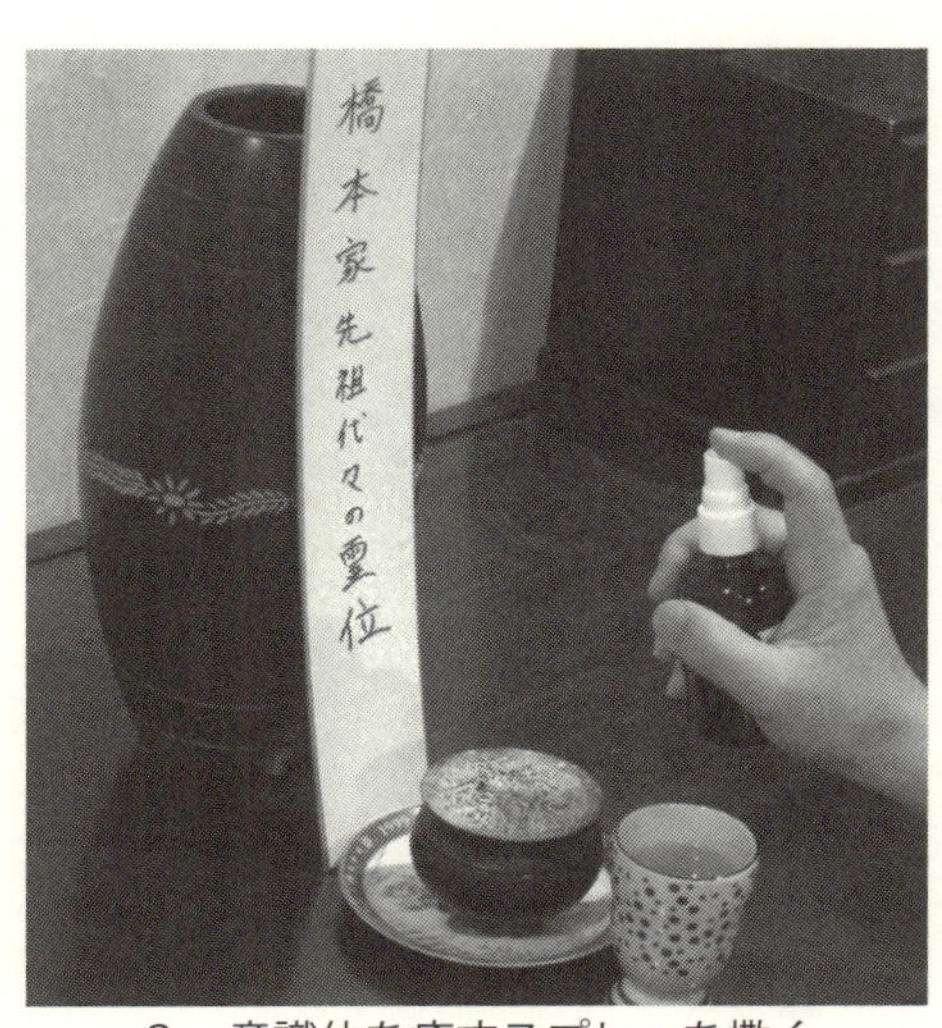

3．意識体を癒すスプレーを撒く

の行き先を示す光の柱を作る。さらに高次元の存在から意識体を癒すエネルギーをいただいて、「光の御元にお上がりください」と伝えながら目の前の意識体に入れる。意識体が供養され、次元が上がると目の前から消えます。気のエネルギーが分からない人には、意識体を癒す気エネルギーを入れた先祖供養スプレーを使ってもらっています。
（九）まだ意識体が残っている場合は、手順八でその意識体の次元をもう一度上げます。
（十）線香の火が消えてから片付けます。水は捨てるか植物に撒きます。

○私の供養経験

先祖供養と言えば、以前は、一年に何度かお墓参りするくらいでしたが、その大切さを知ってからは日々行うようになりました。

初めて日々の先祖供養を始めた時、一週間のうちにいろいろと驚くことがありました。まずは、クリニックの前に放置され、数年間不明だった自転車の持ち主が急に分かったことがありました。その自転車はクリニックの前に放置され、警察に届けましたが何ヶ月経っても持ち主は分かりませんでした。置いていても仕方ないので、時々それを使っていました。

ですが、日々の供養を始めて一週間以内のことです。その自転車に乗っていたら、警察に盗難の疑いで呼び止められました。事情を話して持ち主を探してもらったところすぐに持ち主が現れ、無事自転車は持ち主へ戻されました。それまでは何年経っても警察でも分からなかったのにと不思議な気持になりました。

クリニックでは、火災のチェック届けを消防署に提出しないといけないのですが、そのことを全く知らないまま何年も届けを出していませんでした。これも日々の供養を始めて一週間以内のことです。突然、消防署から建物のチェックをしますと連絡があり、毎年チェックして届けを出さないことを告げられました。

これも知らなかったとはいえ、長年そのままにしておいたことが日々の供養をしてからすぐに分かった事柄です。

偶然だったのかもしれませんが、長年そのままだったことが一週間のうちに二つも重なって解決したのです。単なる偶然とは思えない出来事でした。

さらに供養を続けていると、偶然にうまくいくことが多くなりました。ある人のことをちょっと頭に思い浮かべただけでもその人から連絡があるとか、何でもないところで転びそうになったことが事前に危ないというサインだったこともあります。ご先祖様のお助けかもしれません。

○供養での思わぬ副作用

お墓では手を合わせ、仏壇にも手を合わせるなど、私たちは供養は大切なことでそれを行うのは功徳だと教えています。

供養もたまにならそれほど、意識体の影響は受けないかもしれませんが、意識体の供養とは成仏できていない意識体を呼んで霊界に上げる行為でもあります。と言うことは、現れたご先祖様の意識体の影響を受け、霊障が起きることもあるわけです。

私も毎日の供養を始めたころは疲労がひどくなり、休んでも改善しませんでした。そのうちそれが意識体の憑依だと気が付き、一週間程でその状態は無くなってホッとしました。中には先祖供養を始めてから倦怠感が起きて、仕事もうまくいかなくなった人もいました。

私のクリニックの看護師さんにご先祖供養を教えた時、目の前でやってもらったのですが、意識体を呼び出すとすぐに動悸が激しくなりました。チェックすると胸に意識体の反応があり、憑依したと思われました。その意識体を直ぐに霊障ヒーリングして事無きを得ました。

このように、ご先祖様でもまだ成仏できていない場合は、呼ぶと憑依される危険性があります。これを防ぐためには、供養の時、意識体が集まる場所を決めて確実にそこへ集まってもらうよう意識体に伝えることです。

それでも頭の後ろや背中などに意識体が来ることもあります。その時は、手で誘導するなどして確実に決めた場所に移動願うことです。これをきちんとやっておかないと憑依されることもあるので要注意！

○供養中の写真から憑依

他の人の供養を指導した時のことです。その方のご先祖様の供養をしている場面の写真をメールで送ってもらいました。きちんと供養できているかどうか確認しようとその写真をみた瞬間、一気に二百体ぐらいの意識体が写真の中から私に向かって飛びかかってきました。

気付いた時には倦怠感がどっと押し寄せてきて、憑依されてしまいました。自分で霊障ヒーリングできるので改善はできたものの、その後も送ってくる写真を見るたび、大量に憑依されてうんざりしたことがあります。

写真だからといって憑依されないとは限りません。心霊写真や意識体がうようよいそうな場所を収めた映像などを観ただけで、そこからも霊障を受けることがあるので気をつけなければいけません。

また、気で霊障ヒーリングする時も気を付けないといけません。ゴーストの中には、霊障ヒーリングしきれない程深く悩んでいるものもいます。そうした根深いゴーストが中途半端に癒されると、成仏しないでその周囲に浮いたままになってしまいます。そうすると、霊障ヒーリングしている場所が浮遊するゴーストたちで一杯になり、気がつかないでいると幽霊屋敷のようになることも。

これは、写真や家の間取り図であっても同じようなことが起こります。写真や家の間取り図を使っていてもゴーストが中途半端に霊障ヒーリングされるとその辺りに浮遊してしまい、同じく幽霊屋敷のようになってしまうのです。ゴーストの写真や家の間取り図といえども、中途半端に行うと怖いことをぜひ覚えていてください。

○供養をした感想

供養をしっかり行っている人の後ろには、ご先祖様や守護霊団（背後霊）、「御蔭さま」

などの守護する意識体の反応が多くなります。ご先祖様には、すでに成仏されている方と成仏されずに苦しんでいる方がおられます。すでに成仏されている方は、次元、霊格が上がると供養する人を護る側に回りますが、成仏できていないと、その影響を受けてしまいます。

成仏できないで苦しんでいるご先祖様を霊界に送り届けることが先祖供養の大切なポイントなのですが、それは肉体を持って生きている人にしかできません。だからこそ、生きている私達が意識体の供養をする必要があります。

このように古来から続いてきた供養には、生きている人が供養して意識体を助け、意識体が供養され霊格が上がると今度は供養する人が意識体に助けられるという、相互に助け合う構造があるのです。

第十三章　人の意識体以外の憑依

○人の意識体以外の憑依は？

これまで、亡くなった人の意識体による障害や対策法について書いてきましたが、亡くなった意識体以外にも目に見えない意識体の憑依があり、それぞれで中身も対処法も違います。ただ、これらを全て解説すると、一冊の本になるくらいなので、ここでは概略だけ簡単に説明します。

○生霊（いきりょう）

生きている人から、怒りや憎しみなどのマイナス感情を受けて障害を起こす場合に、生霊と呼んでいます。

紫式部の源氏物語に生霊が登場するのですが、そこでは光源氏に執着する女性が生霊となって、光源氏の妻を殺してしまうなど恐ろしいイメージで語られています。現実でもこのように、人の想念のエネルギーが相手に憑いて障害を起こすのです。

想念のエネルギーは、人と人が出会っていれば日常でもよく受けます。例えば、ある人に対して妬みや嫉妬や怒りなどを感じた時、その想いのエネルギーが相手に届いてしまい頭痛、肩こり、倦怠感、胸苦しさなど、体調に異変をきたすこともあります。

さらに、生霊はマイナス感情だけではなく、何とかしてほしいと頼る依頼心、強く愛する、強く心配する、などの気持でもそのエネルギーが強い場合には相手に良くない影響を与えることがあります。

私も以前、ある人をつい、憎たらしいと思ってしまったことがあったのですが、後日、その人から驚く内容を聞かされました。私が「憎い」と思ってしまった日の夕方、よろけるような所でもないのにその人は自転車から転倒してしまいました。倒れる直前、私からの「憎い」という意識が襲ってきたのを感じたそうです。その話を聞いて、「ああ、私が生霊となってこの人を襲ってしまったのだ。まさか自分がこんなことをやってしまうとは！」と衝撃を受けました。人の想念というものは、自分が思っているよりも簡単に相手に届いてしまうものなのかもしれません。生霊には気エネルギー入りスプレー、漢方薬などで対処しています。

○動物霊

いつもにこやかな表情をしていた知人のSさんが、ある時から表情が硬くなり、何とも言えない奇妙な気味の悪い顔つきになりました。このSさんは、波動測定という身体に流れる微弱電流を読み取って異常を発見する測定法をやっているので憑依の話もすんなりできます。彼の急激な変化に心配になり、もしかしたら憑依されているのではと思って気当て診断法でチェックしてみました。しかし、ゴーストと意識してみても、何の反応もありません。もしかしたら動物霊なのではと思って意識したところ、その反応がありました。Sさん自身も波動測定で自分を診断してみたところ、蛇の反応があったそうです。

動物霊が憑くと、その人の雰囲気が変わります。日本では昔から狐憑きなど、動物霊が憑くこともあると思われていました。間近に見ないと俄かには信じられないと思いますが、実際に動物霊が人間に憑依することがあるのです。

○妖怪

異常な倦怠感、やる気が起きないという理由で来院された患者さんの一人に、憑いていたゴーストをヒーリングしたものの、症状が改善しない人がいました。

しばらく原因は分かりませんでした。もしかしたら動物霊に反応するかもしれないと思ってチェックしてみましたが反応はなし。他に何があるだろうと考えて、妖怪のことをぱっと思いつき気当て診断をしてみたところ、なんと妖怪の反応がありました。

妖怪なんて漫画や物語の作り物の世界で、現実にはないだろうと思っていました。また、化学物質過敏症だった患者さんが数年後、精神異常をきたし（見えないものと話す、周りに当たり散らすなどの言動異常）、来院されました。気当て診断をしてみると、犬神に反応したのです。犬神とは、神様というより、怨念によりできた犬の化け物のこと。患者さんにこの話をしたところ、その人は、小さい頃から犬神に興味があったと言われ、驚いたことがあります。

また別のある人は、「お前らは、分かっていない」など偉そうな口の利き方をする精神異常患者さんでした。この方は、崇徳天皇に反応しました。その天皇について書かれている本を読んで驚きました。都を追われた天皇の怨念です。妖怪辞典にも載っています。ちょうど物の言い方がいかにも、書かれている崇徳天皇さまのようでした。

さらに興味深い例がありました。ある時から異常に食欲が出てきた方です。夜中にも起きて冷蔵庫を開けて食べるのです。時にケチャップを口に入れたまま、べたーとテーブルで伏せて寝てしまうこともありました。しかもその行動を覚えていないのです。その方も妖怪の反応がでました。妖怪の反応がなくなるとそのような異常食欲はなくなりました。

このようなケースを数人経験しました。

妖怪は、ゴーストと違って、意識疎通がうまくいきません。ヌメーとした雰囲気があったり、捉えようとしても隠れるなど機敏な動きもあります。妖怪は、逃げるのが素早く、なかなか手に負えないものです。妖怪には適合する護符を貼って結界を作り対処しています。

○悪魔

悪魔が憑いている人を、私が経験したのは、二人だけです。

一人は糖尿病のためクリニックに来院された西洋人のような外見の女性の患者さんでした。その患者さんを気当てで診断して悪魔が憑いていることが分かりました。しかし、憑依のことが分かりそうな方だったので、そのことを伝えたところ、それ以来、来院されなくなりました。

そしてもう一人は、地下鉄やスーパーマーケットなど、道端でよく出会った男性ですが、その男性を見るだけで、悪魔のような気味悪い雰囲気を感じ取りました。男性の外見は西欧風で、カチッとした感じすらしたのですが、悪魔が憑いている感じがしました。

悪魔については、ちょっと見ただけで、まだ深く関わったことがないので詳しくは説明できませんが、悪魔のような不思議なものもいるのだなと思います。

○祟り神

神様であっても人が無礼なことをすれば、祟ることがあります。神社を取り壊そうとしたり、鳥居を移動させようとして、怪我人やひどい時は死人まで出る事件がありました。神様を粗末にするものではありません。

○宇宙霊

人の霊でも妖怪でもない憑依で宇宙からやってきた意識体です。インベーダーゲームのインベーダーみたいな雰囲気です。チューイングガムのようなネバーとした感じがします。宇宙生まれの魂の方に憑きやすい印象です。

○悪霊

これは人の霊憑依でも特殊な場合です。

ゴーストに憑かれると不幸になったり不調になるので、憑く霊というのは全て悪霊と思うかもしれませんが、これまで説明してきた霊障は、悩める霊による障害です。その霊のエネルギーレベルが低いため近寄って来られると受け手は生命エネルギーを削がれます。

しかし、そうした霊には人に憑いて不幸にしてやろうといったつもりはありません。

重病や悩める人が側に来ると倦怠感を感じるのと似ていて悪意は全くないのです。


一方、人に憑いて不幸にしてやろうと悪意を持った霊がいます。それが悪霊です。

人を駅で飛び込み自殺させるなどは悪霊の仕業です。

これまで紹介してきた浄霊では全く効果はありません。


対処は霊能者でも困難です。対処しようとする施術者も相当攻撃されます。私は蔵王権現をはじめとした神仏にお願いします。

○因縁霊

これも人の霊憑依の特殊な場合です。

因縁霊による霊障とは、恨みを持って亡くなった人が憑依して来るケースです。この世で自分が犯した罪なら理解できますが、過去世に誰かだったあなたが犯した罪によって祟ってくる場合もあります。

このようなケースではあなたは何も記憶がなく何故その霊がやって来て自分を攻撃するか顕在意識では理解できないのです。

しかし、霊には時間、空間は関係ありません。過去世のあなたも今のあなたも罪を犯された霊にとっては同じとみなして、攻撃して来ます。

また、あなたのご先祖が犯した罪により祟る場合もあります。親の因果が子に報うのです。先祖が他界してしまい文句を言えないなら因縁霊は子孫を祟るしかないのです。

こうしたケースでは、気エネルギーによる浄霊はほとんど効果はありません。内容を吟味して、自分が過去世のその人でないことを理解してもらうとか、スピリットの力も借りたり、親の因果を謝罪することをお勧めしています。

ただ、謝罪の場合は先方が許してくれるまでかなりの期間が必要です。

○意識体からの飛ばされた意識による障害について

憑依による障害以外に意識体から向けられた意識で障害されることがあります。悩める霊の場合は、助けてくれ、という意識が多く、妖怪や悪霊の場合は攻撃の意識が多いです。いずれも遠方から意識は飛んで来ます。特に攻撃の場合は全身に突き刺さる矢のように飛んで来てこちらが障害されます。

この場合は丁寧に突き刺さった意識を取るとか効果のあるヤントラを使います。

以上、簡単に亡くなった悩める霊以外の意識体による障害を受けたケースを紹介しました。

供養や霊障ヒーリングがきちんとできているのに、どうも原因不明のことが起こる時には、それ以外の意識体が原因かについても検討が必要です。憑依には、亡くなった悩める霊以外にもいろいろあり、奥深いと思います。

第十四章　ＮＰＯ法人「癒しと健康ネットワーク」

○設立趣旨

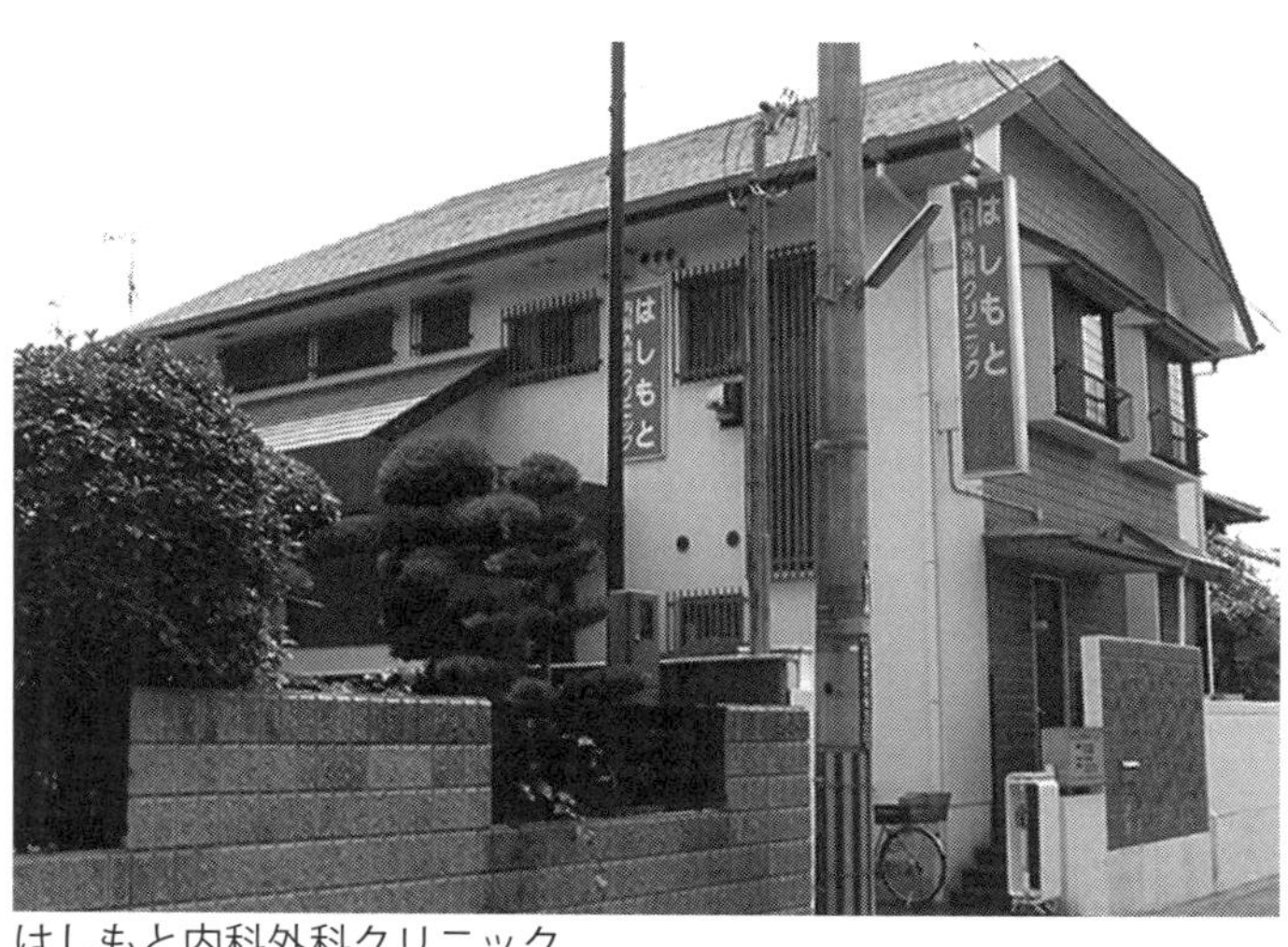

はしもと内科外科クリニック

はしもと内科外科クリニックで、癒しの会「プリュネル」という、アロマセラピー、フラワーレメディー、外気功、タロット、催眠技法を学ぶなど精神世界や健康に関する実習を含めた講座を月に一度開いていました。もう少し発展させて一般公開しようとしたことがきっかけで、ＮＰＯ法人「癒しと健康ネットワーク」を癒しと健康をテーマに、平成十八年七月に立ち上げました。

現代は情報過多の時代でテレビやラジオ、インターネットなど情報はあふれかえっています。ところがその中で、何が役に立つか、信憑性のある情報はどれかとなると、案外わからないもの。当ＮＰＯでは、そうしたたくさんの情報の中から、癒しと健康の分野を中心に、真に価値あるものを見出し、情報提供し、癒しと健康の増進に役立ってもらおうとの趣旨で設立しました。

○活動内容

主に力を入れている講座としては、

・医療ヨガ
・コールド製法によるマルセイユ手作り石鹸講座（無農薬、素材エネルギーなど良質材料にこだわっています）
・ヒーリング研究会（その時々に気に関する様々なことを検証する会です）
・生命力を上げる食材、素材
・占い、気による人生相談
・天賜気功（てんしきこう）、気当てリーディング法マスター講座

などがあります。天賜気功、気当てリーディング法マスター講座については、以下で詳しく説明します。

○天賜気功(てんしきこう)、気当てリーディング法マスター講座

〈天賜気功〉

天に向かって「○○(あなたの欲しい気)をください」とお願いすることで、天からその気をいただけるという気功です。天賜気功を行う際に大切なことは、どんな気が欲しいのかを明確にすることと、天からいただいた気をどこへ入れるかということです。

例えば、悲しみを癒す気を胸に入れる場合は、人からもらった嫌な感情エネルギーを消す気をその部分に入れます。ウイルスを消す気を感染部位に入れたり、脊髄を伸ばす気を頭から脊髄にかけて入れたりなど、無限に応用することができます。

この天賜気功が普通の気功より優れている点が三つあります。

一つめは、必要な種類の気を簡単に得られること。気には色々な種類があり例えば、悲しみを癒す気と元気にする気とは気の種類が異なります。普通の気功だと単一の気しか使いませんが、天賜気功ではその人が希望する気を簡単に得ることができます。

二つめは、細やかな気が簡単に得られます。粗い砂と細かい砂があるように、気にも粗い細かいがあります。天賜気功では意識を天に送る時、遠くに飛ばすことで細やかな気を簡単に得ることができるのです。

三つめは、ピュアな気を送れるということ。普通の気功では、自分の身体に気を通すため、自分の邪気を相手に送ってしまう危険性があるのですが、天賜気功は誰かに気を送る時、天から受けた気を直接入れるので、自分からのではない天のピュアな気を相手に送ることができます。

天賜気功のホームページもあるので、参照してください。

http://tenshikikou.from.tv/

〈気当てリーディング（診断）法〉

気当てリーディング（診断）法とは、第五章でも説明したような、対象を意識して気を当てた時、意識した対象があれば気が跳ね返ってきて、なければ跳ね返ってこないという、気の跳ね返りを見ることで、対象に何があるかをサーチできる診断法です。そのサーチするものについてさらに詳しい情報を得るのがリーディングです。

ＮＰＯ法人「癒しと健康ネットワーク」では、天賜気功と気当て診断を用いてさらに掘り下げた様々なテーマで講座を開いています。

・魂にものごとのチェックを尋ねる、また、魂について学ぶ。
・人形に人の情報を転写して、情報を読み取り、天賜気功で改善させる。
・希望する気を音楽ＣＤ、楽器に入れる。
・人からもらった意識を読み取り、消す。
・感情を読み取り、開放する。
・家のエネルギーをチェックし、改善させる。
・インナーチャイルド、無意識の弱りをチェックし、強める。
・感染症、癌などをチェックし、効果のある薬を検討する。
・食べ物の有害を消す。
・物の作用をチェックする。（ウイルスに効果があるか、など）
・遠隔ヒーリング。（遠く離れている相手を気で癒す）

こうした実践を交えた習得講座を行っているのですが、詳しくはＮＰＯ法人「癒しと健康ネットワーク」のホームページを参照してください。

〈問い合わせ、連絡先〉

NPO法人「癒しと健康ネットワーク」
〒五五六―〇〇二四
大阪府摂津市正雀本町二―五―二三　医療法人　春鳳会はしもと内科外科クリニック　内
電　話　〇六―四七〇八―四四八八
FAX　〇六―六三一九―三五四四
PCメール　hashimoto.cl@gmail.com
NPO法人「癒しと健康ネットワーク」連絡アドレス　npo.184.kenkou@gmail.com
〈ホームページアドレス〉
NPO法人「癒しと健康ネットワーク」　http://npo-iyashi.com/
クリニック　http://hashimoto-cl.sakura.ne.jp/

○霊障治療の実際の流れ

霊障を受けている方が来院された時、次のような流れになります。

（一）体調不良で一般診療で来院され、診察して霊障と分かった場合、初めて来院された方に原則として霊障ということは本人に伝えません。霊障に多少とも効果のある精神安定漢方薬を処方して経過を見ます。ただし、霊障と伝えても大丈夫な方には霊障治療の流れを伝えますが、霊障治療は予約制で別の日に行います。

（二）霊障相談と霊障ヒーリングを行います。

（三）アイヌ帯や護符を使った憑依予防を勧めていて、その注意点を説明してから渡しています。

（四）家にゴーストが居る場合は、その霊障ヒーリングが必要です。何処にゴーストが居るかをチェックして、ゴーストを癒すスプレーを撒いてもらいます。スプレーと気エネルギーによる家の霊障ヒーリングの併用は絶対に必要ではありませんが、併用する方が効果的です。

（五）近隣の浄霊を遠隔で行います。

付記

☆ご家族や従業員も霊障の場合、いくら本人や家の霊障ヒーリングや外からの侵入をブロックしていても、その人たちがゴーストを連れてくることがあります。同居する家族や従業員など他の方の霊障ヒーリングを、ご本人と同時に行うことをお勧めします。

☆人の出入りの多い所では、例え霊障ヒーリングしても、出入りする人が憑依霊を運ぶので、ゴーストが再度、蓄積することもあります。

☆以上はゴーストの霊障の場合です。それ以外に動物、物の怪などの憑依のことがあり、その場合は別の方法で浄化が必要です。

参考文献

矢作直樹「人は死なない」(basillico)
「魂と肉体のゆくえ」(きずな出版)
小栗康平「マイナスエネルギーを浄化する方法」(ランダムハウス講談社)
藤巻一保、東 雅夫、小池壮彦、羽田守快、本宮 晃、豊嶋泰國「幽霊の本 血と怨念が渦巻く妖奇と因縁の事件簿」(学研)
ミステリーゾーン特報班「呪い あなたの知らない不気味な世界」(河出書房新社)
阿部正路、藤巻一保、羽田守快、石川純一郎、志村有弘、東 雅夫「妖怪の本 異界の闇に蠢く百鬼夜行の伝説」(学研)
玄侑宗久「死んだらどうなるの？」(ちくまプリマ新書)
イヴォンヌ・カステラン著 田中義廣訳「心霊主義」(白水社)
怪奇伝説探究倶楽部「日本「祟り・呪い」地図」(学研)
ハリーエドワーズ著 梅原隆雅訳「霊的治療の解明」(国書刊行会)
藤山守重「運を引き寄せる右脳思考」(創芸社)
リチャード・カーバー著 真鍋太史郎著「バイブレーショナル・メディスン」(日本教文社)

一柳廣考、吉田司雄 編著「霊はどこにいるのか」（青弓社）
ケビン・ネルソン著　小松淳子訳「詩と神秘と夢のボーダーランド」（インターシフト）
葦原瑞穂「黎明」（太陽出版）
レイモンド・ムーディ「生きる／死ぬ その境界はなかった」（ヒカルランド）
飯田史彦「スピリチュアリティー・カウンセリング」（ＰＨＰ研究所）
奥　健夫「意識情報エネルギー医学」（エンタプライズ）
C．A．ウィックランド著　近藤千雄訳「迷える霊との対話」（ハート出版）
立花　隆「臨死体験」（文春文庫）
ワイルダー・ペンフィールド著 塚田裕三／山河宏 訳「心の神秘」（法政大学出版局）
エベン・アレグザンダー著 白川貴子訳『プルーフ・オブ・ヘブン、天国の証明』（早川書房）
坂本政道、植田睦子「ヘミシンク入門―未知領域への扉を開く夢の技術（驚異のヘミシンク実践シリーズ）」（ハート出版）
伊勢白山道「内在神への道」（ナチュラルスピリット）
橋本和哉「治りにくい病気が治る！「寝ヨガ」ＤＶＤブック」（マキノ出版）
「健康と若さを取り戻す医療ヨガ」（春秋社）

あとがき

テレビなどで一般に出回っている霊、意識体の知識は、興味本位に怖がらせたり、不思議さを伝えるだけだったりします。

また、科学的でないから、迷信の一言で片付けられることも多いです。その理由には、いい加減な意識体についての情報が多いことや霊感商法等で被害を受けた人がいることも原因していると思われます。

本書は意識体や霊障など見えないものを扱ってはいますが、宗教的な観点をはずし、「気」を観察した結果からできるだけ論理的に考察しました。また、霊障ヒーリングの成果も上がっているので、かなり信憑性があると思っています。

意識体について知識を得ると、変わったことや良くないことが起きたら、何でも意識体の仕業と考えてしまう人がいます。しかし、まずは科学的な目で、身体の事なら医学的な目で診断を仰ぐことです。治療してもうまくいかず、どうしても腑に落ちないことについては、ひょっとして霊障の可能性もあるので、信頼をおける専門家に相談することです。

私の経験からですが、意識体を扱うのは危険を伴い、その障害を受けることもあります。怪奇スポットなど興味本位に近づくのは危険です。また、意識体を意識することで、逆にそれらと共鳴し、呼び寄せてしまうこともあります。そうした危険性があることを知っておいてください。

また、霊障相談をしに来られる方の中で、意識体に翻弄されたり邪魔されたり、なかなか相談を続けられない人もおられます。約束をしていても連絡もせずにキャンセルされたり、すぐに中断したりしてしまう人もいます。そうした中断の中には、意識体が妨害して相談に行けないようにしているケースがあります。その場合でも、あたかも自分の判断で何となく行かなくなるように感じるのです。

霊障も病気と同じように一度の施術では改善しないこともありますし、改善しても再発することもあります。ただ積極的に取り組まれる人ほど改善していきますので、信頼できる専門家がいれば意識体の妨害に屈せず治療を続けてください。

この本を書くにあたり、多くの人たちにお世話になりました。

七田チャイルドアカデミー社長をされていた藤山守重様には初めて私の霊障治療を世に出す機会と出版社への推薦を頂きました。その藤山様とのご縁を下さった株式会社オーキッドスタイル社長の松下いづみさん、創藝社の吉木稔朗会長、厚く御礼申しあげます。また、これまで私にスピリチュアルな知識を教えてくださった諸先生方、いつも私の活動を支えてくれている方々や、ＮＰＯ法人「癒しと健康ネットワーク」のスタッフ、医療法人「はしもと内科外科クリニック」スタッフ、私を支えてくださるスピリットガイドであるお陰様にも心より感謝いたします。

【著者紹介】

橋本和哉（はしもと　かずや）
1957年、大阪府生まれ。1988年、大阪大学医学部大学院修了。医学博士。大阪府立病院神経内科診療主任、市立吹田市民病院内科・神経内科医長などを経て、2002年、はしもと内科外科クリニックを開業。内科、神経内科、漢方などを専門とし、臨床にヨガや気功を取り入れて高い成果をあげている。日本神経学会専門医、日本東洋医学会専門医、日本内科学会認定医、温泉療法医、アロマアドバイザー 、NPO法人「癒しと健康ネットワーク」理事長、はしもと内科外科クリニック院長。著書に『治りにくい病気が治る！「寝ヨガ」DVDブック』（マキノ出版）と、『健康と若さを取り戻す医療ヨガ』（春秋社）がある。

医師（ドクター）が語る霊障　新装版

現役医師が医療現場で見た霊障トラブルとセラピー

2017年3月 7 日　初版発行
2024年5月 15 日　3刷発行

著　者　橋本和哉
発行人　吉木稔朗
発行所　株式会社創藝社
〒160-0023　東京都新宿区西新宿7-3-10　21山京ビル504号室
TEL 050-3697-3347　　FAX 03-4243-3760
ISBN978-4-88144-226-5